人体及动物生理学实验

RENTI JI DONGWU SHENGLIXUE SHIYAN

主　编◎高良才

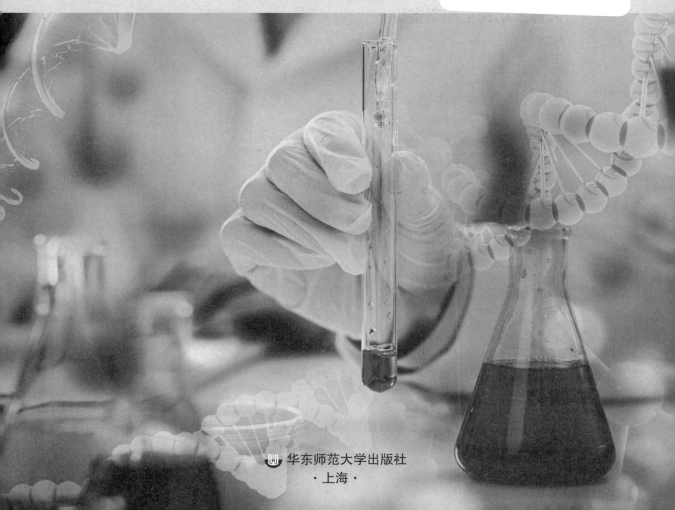

华东师范大学出版社

·上海·

图书在版编目（CIP）数据

人体及动物生理学实验 / 高良才主编. 一上海：
华东师范大学出版社, 2019
　ISBN 978-7-5675-9109-7

　Ⅰ.①人…　Ⅱ.①高…　Ⅲ.①人体生理学—实验—教
材 ②动物学—生理学—实验—教材　Ⅳ.①R33-33
②Q4-33

　中国版本图书馆CIP数据核字（2019）第088879号

人体及动物生理学实验

主　　编　高良才
责任编辑　皮瑞光
特约审读　陈俊学
责任校对　周跃新　时东明
装帧设计　俞　越

出版发行　华东师范大学出版社
社　　址　上海市中山北路3663号　邮编 200062
网　　址　www.ecnupress.com.cn
电　　话　021-60821666　行政传真 021-62572105
客服电话　021-62865537　门市（邮购）电话 021-62869887
地　　址　上海市中山北路3663号华东师范大学校内先锋路口
网　　店　http://hdsdcbs.tmall.com.cn /

印 刷 者　上海景条印刷有限公司
开　　本　787×1092　16开
印　　张　9.75
字　　数　189千字
版　　次　2020年 4 月第1版
印　　次　2023年 1 月第4次
书　　号　ISBN 978-7-5675-9109-7
定　　价　29.80元

出版人　王　焰

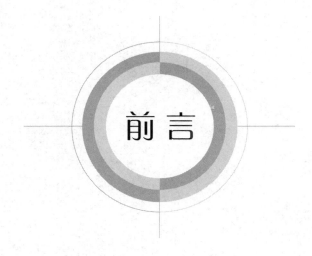

前 言

　　华东师范大学生命科学学院在动物生理学实验教学方面具有传统优势和坚实基础；在实验教学中要求学生掌握基本技术和方法，提高科学素养，同时注重教学内容和实验方法的改革，不断推动生理学实验教学的发展；在全国率先进行了生理信号实时处理系统的开发和使用，构建了适合多层次人才培养的生理学实验教学体系。2005年，理论及实验课程被评为上海市精品课程。

　　前期实验讲义已经过12届教学实践，不断更新，取得了很好的教学效果。本教材在此基础上综合参考国内外多种教材完成，涵盖了人体及动物生理学各个章节的常规实验；同时，根据神经生物学的发展趋势以及人体实验的优越性，设置了大量的动物行为学实验、疾病模型构建和人体实验；实验方法兼顾离体实验和整体实验，系统地呈现了人体及动物生理学实验理论及其最新进展。

　　本教材遵循研究型教学理念，实验项目包括常规性实验、综合性实验和自主设计创新性实验。这种循序渐进的能力递阶方式更适合学生创新实践能力的培养。本教材为综合性大学、师范院校人体及动物生理学实验教材，也可作为专业实验人员和教师的教学参考资料。

　　由于编者水平有限，不当之处，恳请读者批评指正。

编者

2019.5

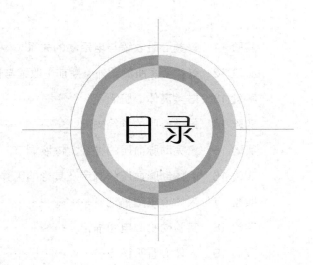

目录

03

04

05

第一章 绪论

第一节 生理学实验课的目的与要求

一、生理学实验课的重要性

1628 年，英国医生威廉·哈维（Willian Harvey）的《心血运动论》一书问世，生理学逐渐发展成一门实验性学科。纵观生理学数百年发展史，所有生理学机制的揭示、理论的形成乃至整个学科的发展都建立在实验研究和观察的基础之上。生理学实验是生理学理论知识的依据与来源，也是生理学学科发展的动力和源泉。

本课程是医学和生命科学专业学生的必修课程。学习生理学的实验方法及科学思维，有助于提高学生的实验能力、分析能力、创新能力和科学素养。

二、生理学实验课的目的

1. 使学生了解生理学实验设计的基本原则，逐步掌握生理学实验的基本方法和基本技术，进而掌握获取生理学知识的技能。

2. 逐步提高学生对实验中出现的各种生理现象和情况的观察能力、分析能力、独立思考能力和独立解决问题的能力。通过自主设计和创新实验，激发学生自主学习和探究潜能、培养学生团队合作意识、自主创新精神和科研实践能力。

3. 培养学生在科学工作中严肃的态度、严格的要求、严密的方法和严谨的作风。培养学生科学的思维方法和科学素养。

三、生理学实验课的要求

1. 实验前

学生必须认真预习实验指导，了解实验的目的要求、实验设计原理、实验操作步骤和注意事项。认真复习与本实验相关的理论知识，提高实验的目的性和主动性，达到进一步巩固相应理论知识的效果。

2. 实验中

学生应认真听课，按照教师要求进行各项实验操作。仔细观察、认真记录实验中出现的各种生理现象，并对引起的原因、意义进行分析和思考。

3. 遵守实验室规则

（1）实验桌上不得放置与实验无关的物品，实验用器材、物品摆放整齐，保持实验桌面清洁，注意随时清除污物。

（2）按照实验规范正确操作和使用实验仪器。

（3）爱惜公共财物，注意节约各种实验器材和用品。未经教师许可，不得动用他人或他组的仪器和用品，公用物品在使用结束后应放回原处，以便他人使用。

（4）保持实验室安静，不得大声喧哗，以免影响他人实验。

（5）未经教师许可，学生不得擅自终止实验或离开实验室。

4. 实验后

（1）学生应整理实验用具并放回原处。所用手术器械、手术桌和其他手术用品应擦洗干净。

（2）实验用具如有破损或缺少，应及时向教师报告。做好实验室的清洁卫生工作。

（3）学生应按照教师要求妥善处理实验动物和废弃物，不能将动物（尤其是鼠类）随手丢弃。检查水源、电源关闭情况，经教师允许方可离开实验室。

四、生理学实验报告的书写

书写实验报告是生理学实验课的基本训练。生理学实验一般以 2～3 人为一组，相互配合共同完成。但是，每位学生均需要独立书写实验报告，独立分析实验现象和实验结果，以便为今后撰写科研论文打下良好的基础。其格式和内容要求简述如下：

1. 格式

实 验 题 目

一、实验目的

二、实验方法

三、实验结果

四、讨论

2. 内容要求

（1）实验题目。

文字要简明扼要、概括性强，与实验内容一致。一次实验课可能完成多个实验，学生就要独立思考，选择能概括实验内容的题目。

（2）实验目的。

应与实验题目密切相关，文字力求简练。

（3）实验方法。

按照实验过程中实际操作步骤书写，一般常规实验简要地书写，自行设计的实验则需要详细写明。

（4）实验结果。

实验结果是实验报告的重要部分，实验过程中所观察或记录的生理指标，都应如实、正确地在实验结果中记述或说明，不能发生错误和遗漏。为了便于说明和比较，有些实验结果可以列表或绘图表示，有些实验结果需要作统计学处理。

（5）讨论。

针对实验结果，根据所学的理论知识，对实验结果进行科学的分析和解释，并判断实验结果是否与理论相符合。还可以对实验中遇到的问题展开讨论，分析其中的原因和解决的办法，交流实验中或通过实验你有什么发现或感想。

第二节　生理学实验器材

生理学实验是以人体或活体实验动物作为观察对象和实验材料，常用外科手术方法处理动物的组织器官，以便各种仪器设备能检测记录这些组织器官的生命活动情况。因此，利用手术器械进行手术是生理学实验必要的实验手段之一。

一、常用手术器械

生理学实验常用手术器械与医学外科手术器械大致相同（图1-1），同时根据实验动物的不同，也有一些专用器械。

1. 剪刀

剪刀包括手术剪、眼科剪和金冠剪。

手术剪分钝头剪和尖头剪，主要用于剪切动物皮肤、血管、神经以及软组织等，也可用来分离组织，即利用手术剪尖端插入组织间隙，将无大血管的结缔组织分离。

眼科剪主要用于剪切血管和神经等细小柔软的组织。

金冠剪用于剪切肌肉、肌腱和骨等粗硬组织。此外还有一些特殊用途的剪刀，例如，深部操作宜用弯形剪刀，不致误伤；剪毛则用钝头、尖端上翘的剪刀等。

2. 镊子

常用的手术镊有有齿镊和无齿镊两种。

有齿镊又叫组织镊，尖端有钩齿，夹持牢固，用于提起皮肤、皮下组织、肌腱和筋膜等较坚韧的组织，使其不易滑脱，但其对组织有一定损伤作用。

无齿镊尖端无钩齿，对组织的损伤较轻，常用于夹持肠壁、神经和血管等较脆弱组织，避免组织受损伤。

3. 毁髓针

毁髓针由金属针体和针柄两部分构成，用于破坏蛙脑和脊髓。

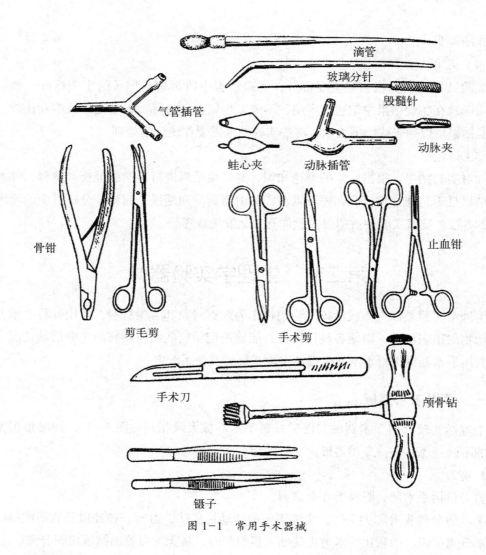

图 1-1　常用手术器械

4. 玻璃分针

玻璃分针由细玻璃棒经高温拉制而成，用于分离神经和血管等组织，防止人体静电影响神经组织活性。

5. 蛙板

蛙板由约为 20 cm × 15 cm 的软木板或有机塑料板制成，用于固定蛙类。

6. 锌铜弓

锌铜弓由铜片和锌片两种金属制成，是检验标本生理活性时最常用的简易刺激器。可用于对神经肌肉标本施加刺激，以检查其兴奋性。

7. 蛙心夹

蛙心夹由有弹性的钢丝制成。使用时将一端夹住心室尖端，另一端借缚丝线连于张力换能器，可用于心脏活动的描记。

8. 手术刀

手术刀主要用来切开皮肤和脏器，有圆刃、尖刃和弯刃三种。可根据手术部位、性质的需要，自由拆装或更换变钝、损坏的手术刀片。

9. 止血钳

止血钳又称为血管钳，止血钳有直、弯、带齿和蚊式钳等种类，主要用于夹闭血管或止血点以止血；也用于分离组织、把持或拔缝针和牵引缝线等。

10. 骨钳

根据使用部位不同，骨钳分为不同型号和大小。在打开颅腔和骨髓腔时，骨钳可用于咬切骨质。

11. 气管插管

气管插管是由金属或树脂类材料制成的 Y 形管，不同动物使用不同型号。在急性动物实验时，插入气管，以保证呼吸通畅。将一端连接气鼓或换能器也可记录呼吸运动。

12. 血管插管

血管插管分为动脉插管和静脉插管。小型动物的动脉插管可用 16 号输血针头磨平来替代。在急性实验时插入动脉，另一端接压力换能器或水银检压计，以记录血压。静脉插管插入静脉后固定，以便在实验过程中随时用注射器向静脉血管中注入药物和溶液。

13. 动脉夹

动脉夹用于阻断动脉血流的金属夹，根据不同血管可以选用不同型号。

二、常用手术器械使用方法

1. 手术刀

常用手术刀是由可装卸的刀片和刀柄两部分组成。刀片的末端刻有号码，20号～24号为大刀片，适用于大创口切割；9号～17号属于小刀片，用于较小的切口或细微切割（图1-2）。刀柄根据长短及大小分型，其末端也刻有号码，一把刀柄可以安装几种不同型号的刀片（图1-3）。

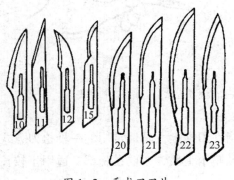

图1-2　手术刀刀片

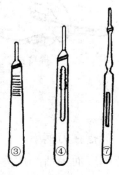

图1-3　手术刀刀柄

安装刀片时，用持针钳夹持刀片前端背部，使刀片的缺口对准刀柄前部的刀楞，稍用力向后拉动即可装上。取下时，用持针钳夹持刀片尾端背部，稍用力提起刀片向前推即可卸下（图1-4）。

（注意：装卸刀片一定要用持针钳夹持安装，切不可徒手操作，以防割伤手指）

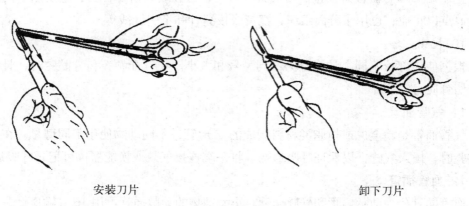

安装刀片　　　　　　　　　　　　卸下刀片

图1-4　装卸刀片

手术刀主要用于切割和剥离组织，传递手术刀时，应握住刀柄与刀片衔接处的背部，将刀柄尾端送至术者的手里，不可将刀刃指着术者传递。

执刀方法主要有以下四种（图1-5）：

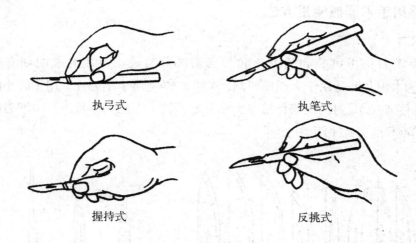

执弓式　　　　　　　　　　　　执笔式

握持式　　　　　　　　　　　　反挑式

图1-5　执刀方法

执弓式：拇指在刀柄下，食指和中指在刀柄上，是最常用的一种执刀方式。此种执刀方法动作范围广而灵活，用力部位涉及整个上肢，主要在腕部。适用于较长的皮肤切口及腹直肌前鞘的切开等。

执笔式：用力轻柔，为短距离精细操作时使用。此种执刀方法操作灵活准确，便于控制刀的角度，动作和力量主要在手指。适用于解剖血管、神经、腹膜切开和短小切口等。

握（抓）持式：全手握持刀柄，拇指与食指紧捏刀柄刻痕处。此种执刀方法控刀比较稳，切割范围较广，发力的主要部位是肩关节。适用于切割范围较广、用力较大的切开，如肌腱切开、较长的皮肤切口等。

反挑式：是执笔式的一种转换形式，指端用力使刀刃向上挑开，以防损伤深层组织。适用于血管、气管、空腔脏器切口及扩大皮肤切口等。

以上所提的持刀方法，都应以刀刃突出面与组织呈垂直方向，逐层切开组织，不要以刀尖部用力操作。

2. 剪刀

实验中常用剪刀有手术剪和剪线剪。

手术剪薄而锐利，有直、弯、尖头及平头等不同类型，可用来剪断或分离组织。通常用直剪进行浅部手术，用弯剪进行深部手术，用平头剪分离或修剪组织，用尖头剪处理特殊细致的组织。

剪线剪的刃较钝厚，使用时不能用手术剪代替剪线剪，以免损坏刀刃。剪线剪多为直剪，用来剪断缝合线、敷料等。正确的执剪姿势为拇指和无名指分别扣入剪刀柄的两环，中指放在无名指的剪刀柄上，食指压在轴节处起稳定和导向作用（图1-6）。

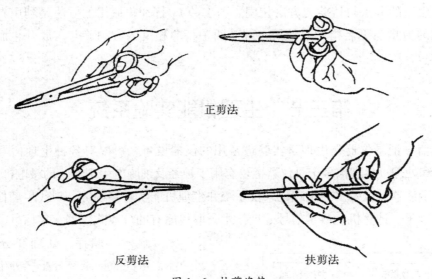

正剪法

反剪法　　　　　　扶剪法

图1-6　执剪姿势

3. 镊子

镊子在实验中常用于夹持和提起组织，以利于解剖及缝合。镊子分为有齿镊和无齿镊两种（图1-7）。

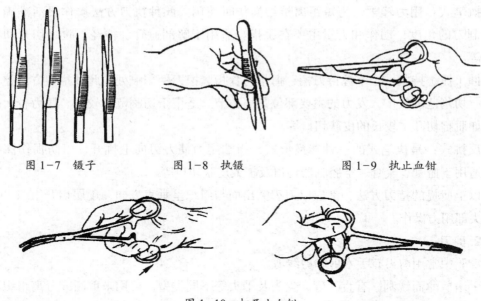

图 1-7　镊子　　　　　图 1-8　执镊　　　　　图 1-9　执止血钳

图 1-10　打开止血钳

正确持镊是用拇指对食指与中指，执两镊脚的中、上部，稳而适度地夹住组织（图1-8）。通常浅部操作时用短镊，深部操作时用长镊。

4. 止血钳

持止血钳的方法与持剪刀方法相同（图1-9）。打开止血钳的方法是利用右手已套入止血钳的拇指与无名指相对挤压，继而两手指向相反的方向旋开，放开止血钳（图1-10）。

第三节　生理机能实验系统

生理信号记录仪器是生理学实验最常用的仪器设备，可以对各种生理信号进行采集、记录和处理。生理信号记录仪器主要有用于神经及细胞电生理实验的微电极放大器、刺激器、示波器，以及多导生理记录仪系统和生理机能实验系统等。现代生理信号记录仪综合了电子、计算机、数字信号处理技术，取代原有的分离式仪器，集信号采集、放大、显示、储存、处理和分析于一体，可同时记录和分析多种生命活动的信号，如压力、生物电信号等。

生理机能实验系统一般由四大部分组成：刺激系统、探测系统、信号处理系统和信号记录系统（图1-11）。

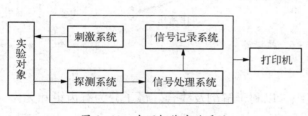

图 1-11　生理机能实验系统

一、刺激系统

刺激系统由电子刺激器和外接刺激电极组成。

电子刺激器是一种能产生一定波形的电脉冲仪，能够产生方波、锯齿形波和正弦波等。方波是最常用的波形，其波形简单，形成波峰速率快，达到最大刺激时间短暂，对生物组织的刺激最为有效。另外，方波刺激参数易控制，参数包括刺激强度、刺激时程和刺激频率等。

方波幅度代表刺激强度，可用电压或电流控制。

方波宽度代表刺激持续的时间，一般在几十毫秒至数秒之间。一般采用双向方波刺激可减少通电产生的热效应损伤，防止组织或细胞损伤。

单位时间内方波依次反复出现的次数为刺激频率。可根据需要选择单刺激和连续刺激。选择单刺激时，每次触发刺激只有单个方波产生；选择连续刺激时，依次产生多个方波，方波出现的个数即为串长。

刺激电极是将金属丝（银丝或不锈钢丝）镶嵌在绝缘材料（树脂）内，一端裸露在外，作刺激组织、细胞之用。刺激电极根据用途分为普通电极、保护电极。普通电极可分为由单根金属丝制成的单电极和由两根金属丝制成的双电极。保护电极一般是双电极，绝缘外套一侧向刺激电机端延伸并弯曲成勾形保护板，电极埋藏在勾形保护板内。电极一侧暴露在外，可以与组织、细胞接触，另一侧由保护板与其他组织隔离。

二、探测系统

探测系统主要由不同类型的传感器组成，这些传感器能将生物体张力、温度和压力等不同形式的能量变化转变成电信号，传入计算机。传感器的种类繁多，如压力传感器、张力传感器、光传感器、声传感器以及温度传感器等。其中张力传感器和压力传感器在生理学实验中应用最为频繁。

张力换能器（传感器）又称机械-电换能器，其外形如图1-12所示。其中悬梁臂由弹性较好的合金制成。在悬梁臂两侧贴有应变片，与来自换能器引线的电源构成惠斯登电桥。因此，当换能器悬梁臂被牵拉时，其两侧的应变片受牵拉一侧的挤压，从而一个阻值变小，一个阻值变大，改变了电桥的平衡状态，就会输出相应的电压，经其他仪器放大并记录出来。张力换能器分为不同的量程，量程与悬梁臂的厚度有关，应根据所测力的大小，选用适当量程的换能器。使用换能器时，将所需记录的机械运动通过细线等的传动连于悬梁臂上，并注意松紧适度，细线与悬梁臂平面垂直。

压力换能器（传感器）用于将血压等液体压力信号转换为电信号，图1-13所示。压力换能器的原理也是惠斯登电桥，只是两组应变片贴于换能器内弹性扁管的两侧，如图1-13。压力换能器在使用时应向其压力腔内充灌液体传动。具体使用方法：

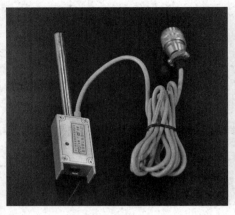
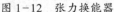

图 1-12 张力换能器

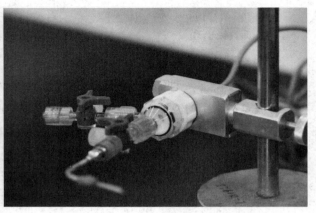

图 1-13 压力换能器

（1）组装：连接压力换能器引线与生理信号采集处理系统的接口。压力腔的两个出口之一通过橡皮管和三通与动脉相连，另一出口接一短橡皮管，并用夹子夹住。

（2）充灌：将换能器竖起，使排气口朝上。用注射器通过三通向换能器压力腔和动脉插管中充灌 7% 的柠檬酸钠溶液，排净系统中的所有气泡。用夹子夹住所有液体进出口，将换能器水平固定在与待测动物心脏同一水平面上。

（3）调零：接通生理信号采集系统和计算机的电源，将三通管上的夹子打开，使液体传动系统与大气相通，调完后再接上。

呼吸流量换能器（传感器）由压差阀、压差换能器、放大器组成，可用来测量动物和人的呼吸波和呼吸流量，可以直接与生理信号采集系统连接。

脉搏换能器（传感器）是一种小型、带脉压的压电式脉搏换能器。它能记录外周脉搏压力的变化，如测量脉搏率。这种换能器是无电源换能器，使用时将换能器绕在手指上即可测量。

三、信号处理系统

信号处理系统是对输入信号进行整理、选择、测量以及统计等处理的装置。系统由硬件和软件两部分组成，硬件主要完成对各种生物电信号（如心电、脑电、肌电、神经干动作电位等）和生物非电信号（如动脉血压、肌肉张力、心音、脉搏等）进行调理、放大，并对信号进行模/数转换，输入计算机。软件主要完成对各个部分进行控制和已经数字化了的生物信号进行显示、记录、储存、处理、数据共享及打印输出。

四、信号记录系统

信号记录系统是通过显示器和储存器进行实时显示、动态存盘，高精度、完整的数据、参数保存的装置，一般由计算机完成此任务。

第四节　常用实验动物的处理方法

一、实验动物选择

生理学实验常用动物有蟾蜍（蛙）、小鼠、大鼠、豚鼠、家兔、鸽和鸭等。应根据不同的实验内容和要求选择适宜的实验动物。例如，家兔的主动脉神经在颈部单独成束行走，容易辨认和操作，因此，研究血压神经活动调节问题，首选家兔为实验对象。在选择实验动物时，动物都需健康无疾病。选择眼球明亮、眼鼻无分泌物、鼻端潮而凉、食欲良好、反应灵活、毛色光亮、外表整洁的动物。蟾蜍或蛙则选择皮肤湿润无伤、四肢匀称、躯干挺直、喜爱活动的个体。

二、实验动物捉拿和固定方法

1. 蟾蜍（蛙）

实验人员应用一手的拇指、示指和中指控制蟾蜍（蛙）两前肢，无名指和小指压住两后肢，用手掌握住蟾蜍（蛙）身体（图1-14）。

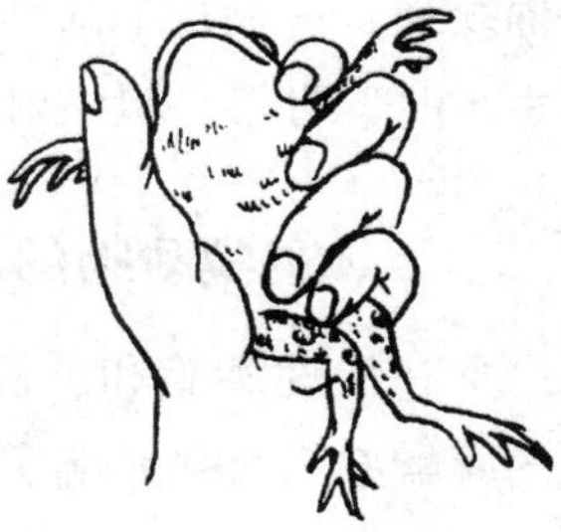

图1-14　握住蟾蜍

2. 小鼠和大鼠

实验人员用右手捉住小鼠尾，鼠会本能地向前爬行。左手紧抓其颈背部皮肤，使其腹部向上，拉直躯干，并以左手小指和掌部夹住其尾固定在手掌上（图1-15）。

捉拿大鼠的方法基本与小鼠相同。大鼠被惊吓或激怒时会咬人，可戴防护手套握住整个大鼠身体，固定头部，防止被咬伤（图1-16）。

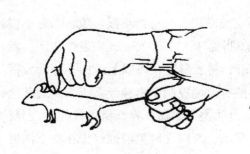

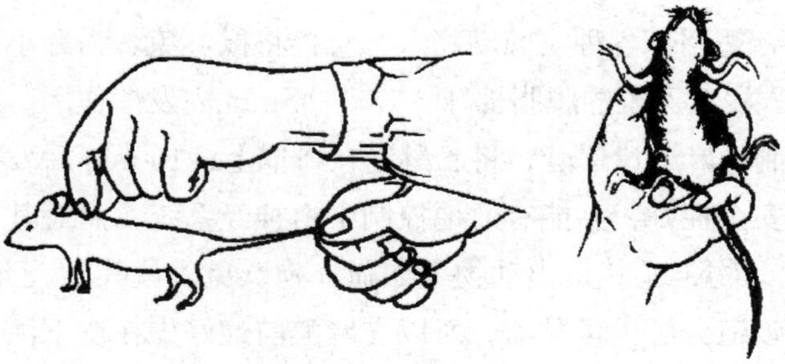

图1-15　捉拿小鼠

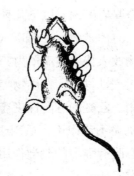

图1-16　捉拿大鼠

3. 家兔

捉拿家兔时，实验人员应一手抓住家兔颈背部皮肤，轻轻提起，另一手托住其臀部，使其呈坐位姿势（图1-17）。

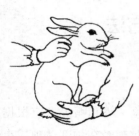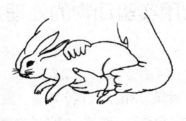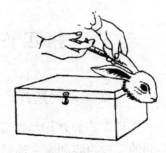

图 1-17　捉拿家兔　　　　　　　　　　　　　　　图 1-18　固定

家兔可固定在兔盒（图 1-18）或兔台上。在手术台上用兔头夹固定头部，把其嘴套入铁圈内，调整铁圈至最适位置，将兔头夹的铁柄固定在手术台上。或用一根较粗的棉线绳，一端打个活结套住兔的两只上门齿，另一端拴在实验台前端的铁柱上。做颈部手术时，可将一粗注射器筒垫于动物的颈下，以抬高其颈部，便于操作。

三、实验动物的麻醉方法

在慢性实验和急性在体实验中，对动物手术之前必须对实验动物进行麻醉。动物的麻醉效果直接影响实验的进行和实验结果。若麻醉过浅，动物会因疼痛而挣扎，甚至出现兴奋状态，呼吸心跳不规则，影响观察。麻醉过深，可使机体的反应性降低，甚至消失，更为严重的是抑制延髓的心血管中枢和呼吸中枢，导致动物死亡。因此麻醉须适度。在麻醉过程中要善于判断麻醉程度，观察麻醉效果。麻醉程度可以从动物的呼吸、肌肉紧张程度、角膜反射和瞳孔大小来判断。

1. 常用麻醉剂

麻醉剂分为局部麻醉剂和全身麻醉剂两种，生理学实验手术多采用全身麻醉剂。常用全身麻醉剂有以下几种：

（1）乙醚：一种吸入性麻醉剂，适用于各种实验动物。可直接将鼠、兔、猫等小型动物放入特质玻璃罩内，在罩内放入浸有乙醚的脱脂棉球，15～20 min 内发挥作用。麻醉大型动物时，在动物嘴上戴上特制的麻醉口罩套，将乙醚滴在口罩上，10 min 后发挥作用。乙醚的麻醉深度容易控制，安全性好，并能有效地控制中枢神经系统，而对其他系统无不良作用，适用于一般实验动物，尤其是小动物（如猫、狗、兔、鼠等）。乙醚对黏膜有强烈的刺激作用，会使呼吸道分泌大量黏液，所以在麻醉前最好先在皮下注射硫酸阿托品 0.1～0.3 mg/kg 体重。

（2）戊巴比妥钠：适用于各种实验动物的麻醉剂。应用时，配成 50 g/L 的水溶液，以 20～30 mg/kg 体重通过静脉点滴或腹腔注射。在注射时，前一半剂量可用较快的速度注入，后一半要缓慢，并随时观察麻醉深度。一般用于急性实验一次给药的麻醉有效时间为 2～4 h。

（3）氨基甲酸乙酯：易溶于水，是各种实验动物常用的麻醉剂。一般质量浓度为 $200\sim250$ g/L，多用于静脉或腹腔注射。

2. 注射方法

在生理学实验中，常用的注射方法有以下两种。

（1）皮下注射：恒温动物注射时，先剪去注射部位被毛，并用 50 g/L 碘酊消毒，然后用左手拇指与食指稍稍捏提皮肤，右手将带有针头的注射器迅速刺入皮下，随后推动注射器活塞而将药液注入。若为慢性手术，注射器应事先经煮沸消毒。对蟾蜍（蛙）注射，则从脊柱侧面的淋巴囊部位将针刺入皮肤。

（2）静脉注射：不同的实验动物要选不同的注射部位，注射部位要剪毛消毒。狗等大型动物一般为前肢内侧的头静脉或小腿外侧的小隐静脉。注射时要用手握住静脉向心端处，使血管充血膨胀，把注射针头顺着血管向心方向刺穿皮肤后再刺入血管，见回血后缓慢推入麻醉剂。

四、实验动物的取血与处死方法

1. 实验动物的取（采）血方法

因实验动物解剖结构和体型大小差异，以及所需血量的不同，取血方法也不尽相同。

（1）兔

耳中央动脉取血：用消毒乙醇涂擦耳中央动脉部位，使其充分扩张，用注射器刺入耳中央动脉抽取动脉血样。一次性采取血样时，也可用刀片切一小口，让血液自然流出。取血后用棉球压迫局部，予以止血。

股动脉取血：将家兔仰卧位固定。术者左手以动脉搏动为标志，确定穿刺部位，右手将注射器针头刺入股动脉，若流出血为鲜红色，表示穿刺成功，应迅速抽血，拔出针头，压迫止血。

耳缘静脉取血：耳缘静脉可供采取少量静脉血样，方法与耳缘静脉注射给药相似。

心脏穿刺取血：将家兔仰卧位固定，剪去心前区被毛，用碘酊消毒皮肤。术者用装有 7 号针头的注射器，在胸骨左缘第三肋间或在心跳搏动最显著部位刺入心脏。刺入心脏后血液一般自动流入注射器，或者边刺入边抽取，直至抽出血液。抽血后迅速拔出针头。心脏取血可获得较大量的血样。

（2）大鼠和小鼠

断尾取血：固定动物，露出尾部，用二甲苯擦拭尾部皮肤或将鼠尾浸于 $45\sim50$℃的热水中数分钟，使其血管充分扩张。然后擦干，剪去尾尖数毫米，让血自行流出，也可从尾根向尾尖轻轻挤压，促进血液流出，同时收集血样，取血后用棉球压迫止血。该方法取血量较少。

眼球后静脉丛取血：术者用左手持动物，拇指、中指从背侧稍用力捏住头颈部皮肤，阻断静脉回流，食指压迫动物头部以固定，右手将一特制的毛细吸管自内眦部（眼睑和眼球之间）插入，并沿眼眶壁向眼底方向旋转插进，直至有静脉血自动流入毛细吸管，取到需要的血样后，拔出吸管。

心脏取血：适用于较大量取血，方法与兔心脏取血相同，但所用针头可稍短。

2. 实验动物的处死方法

（1）颈椎脱臼法：颈椎脱臼常用于小鼠。术者左手持镊子或用拇指、食指固定鼠头后部，右手捏住鼠尾，用力向后上方牵拉，听到鼠颈部"喀嚓"声即颈椎脱位、脊髓断裂，鼠瞬间死亡。

（2）断头、毁脑法：常用于蛙类，可用剪刀剪去头部，或用金属探针经枕骨大孔破坏脑和脊髓而致死。大鼠和小鼠也可用断头法处死，术者需戴手套，两手分别抓住鼠头与鼠身，拉紧并暴露颈部，由助手持剪刀，从颈部剪断鼠头。

（3）空气栓塞法：用 50～100 mL 注射器，向静脉血管迅速注入空气，气体栓塞血管导致动物死亡。使猫与家兔致死的空气量为 10～20 mL，狗为 70～150 mL。

（4）放血法

鼠：可用摘除眼球的方法，从眼眶动、静脉大量放血而致死。

家兔和猫：可在麻醉状态下切开颈部，分离出颈总动脉，用止血钳或动脉夹夹闭两端，在其中间剪断血管后，缓慢打开止血钳或动脉夹，轻压胸部可迅速放出大量血液，动物立即死亡。

狗：在麻醉状态下，可横向切开股三角区，切断股动、静脉，血液喷出，同时用自来水冲洗出血部位，防止血液凝固，几分钟后动物死亡。

第二章　各系统的功能检测

第一节　神经与肌肉

实验1　坐骨神经—腓肠肌标本的制备

【目的要求】

1. 学习蛙类动物双毁髓的实验方法。
2. 学习并掌握坐骨神经—腓肠肌标本的制备方法。

【实验材料】

蟾蜍或蛙、常用手术器械（手术剪、手术镊、手术刀、金冠剪、眼科剪、眼科镊、毁髓针、玻璃解剖针）、蜡盘、蛙板、玻璃板、固定针、锌铜弓、培养皿、滴管、纱布、粗棉线、任氏液。

【方法与步骤】

1. 双毁髓的方法

左手握蟾蜍（一般可用纱布包住蟾蜍躯干部），背部向上（图2-1-1）。用食指按压其头部前端，拇指压住躯干的背部，使其头部向前俯；右手持毁髓针，由两眼之间沿中线向后方划触，触及两耳后腺之间的凹陷处即是枕骨大孔的位置。在凹陷处垂直刺入毁髓针进入枕骨大孔，然后将针尖向前刺入颅腔，在颅腔内搅动以捣毁脑组织。如毁髓针确在颅腔内，实验者可感到针触及颅骨。此时的动物为单毁髓动物。再将毁髓针退至枕骨大孔，针尖转向后方，与脊柱平行刺入椎管以捣毁脊髓。彻底捣毁脊髓时，可看到蟾蜍后肢突然蹬直，然后瘫软，此时的动物为双毁髓动物。如动物仍表现四肢肌

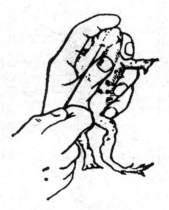

图2-1-1　左手握蟾蜍

肉紧张或活动自如，必须重新毁髓，操作过程中应注意使蟾蜍头部向外侧（不要挤压耳后腺），防止耳后腺分泌物射入实验者眼内（如被射入，则立即用生理盐水冲洗眼睛）。

2. 剥制后肢标本

方法有两种：

（1）将双毁髓的蟾蜍背面向上放入蜡盘中。左手持手术镊轻轻提起两前肢之间背部的皮肤，右手持手术剪横向剪开皮肤，暴露耳后腺后缘水平的脊柱，用金冠剪横向剪断脊柱。左手持手术镊提起断开的脊柱后端，右手用金冠剪沿脊柱两侧剪开体壁，再剪断下腹壁肌肉，自基部剪断内脏。然后用蘸有任氏液的左手握住断开的脊柱后端，右手向后方撕剥皮肤，同时弃其头部及内脏。将剥干净的后肢放入盛有任氏液的培养皿中。清洗手及手术器械上的污物。

（2）将双毁髓的蟾蜍腹面向上放入蜡盘中，左手持手术镊轻轻提起腹壁皮肤，右手持手术剪将皮肤剪开，再剪开腹壁肌肉。然后用手术镊轻轻提起内脏，自基部剪断（勿伤脊神经）。左手轻轻托起蟾蜍后肢，使头部及内脏向下，看清支配后肢的脊神经发出部位，于其前方剪断脊柱。剥皮的操作方法同（1）。

（注意：操作过程中不可将剥过皮的标本同皮肤、内脏等弃物放在一起。）

3. 分离两后肢

将去皮的后肢腹面向上置于玻璃板上，脊柱端在左侧。用左手拇指及食指压住标本的股部两侧肌肉，右手持手术刀于耻骨联合处向下按压刀刃，切开耻骨联合。然后用金冠剪剪开两后肢相连的肌肉组织，并纵向剪开脊柱（尾杆骨留在一侧），使两后肢完全分离。也可不用手术刀切开耻骨联合，而用左手托起标本，右手持金冠剪直接剪开耻骨联合。

（注意：操作要十分小心，切勿剪断坐骨神经。将分开的两后肢，一个继续剥制标本，另一个放入任氏液中备用。）

4. 分离坐骨神经

将一侧后肢的脊柱端腹面向上，趾端向外侧翻转，使其足底朝上（图2-1-2），用固定针将标本固定在玻璃板下面的蛙板（木板或硬泡沫塑料板）上。用玻璃解剖针沿脊神经向后分离坐骨神经。沿腓肠肌正前方的股二头肌和半膜肌之间的裂缝，找出坐骨神经。坐骨神经基部（即与脊神经相接的部位），有一梨状肌盖住神经，用玻璃解剖针轻轻挑起此肌肉，便可看清下面穿行的坐骨神经。剪断梨状肌，完全暴露坐骨神经与其相连的脊神经。再用玻璃解剖针轻轻挑起神经，自前向后剪去支配腓肠肌之外的分支，将坐骨神经分离至腘窝处。用金冠剪剪去绝大部分脊柱及

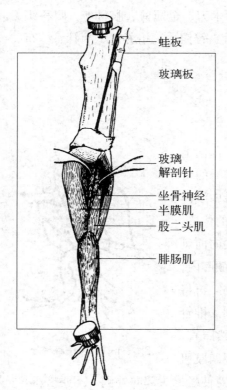

蛙板
玻璃板
玻璃解剖针
坐骨神经
半膜肌
股二头肌
腓肠肌

图2-1-2 坐骨神经分离法

肌肉，只保留坐骨神经发出部位的一小部分脊柱。取下脊柱端的固定针，用手术镊轻轻提起脊柱的骨片，将神经搭在腓肠肌上。

5. 分离股骨头

左手捏住股骨，沿膝关节剪去股骨周围的肌肉，用金冠剪自膝关节向前刮干净股骨上的肌肉。保留股骨的后 2/3，剪断股骨。

6. 游离腓肠肌

用手术镊（尖头镊）在腓肠肌跟腱下穿线，并结扎。提起结扎线，剪断肌腱与胫腓骨的联系，游离腓肠肌。剪去膝关节下部的后肢，保留腓肠肌与股骨的联系，制备完整的坐骨神经—腓肠肌标本。标本包括坐骨神经、腓肠肌、股骨头和一小段脊柱（图 2-1-3）。

7. 检验标本

左手持手术镊，轻轻提起标本的脊柱骨片，使神经离开玻璃板，右手持蘸有任氏液的锌铜弓，使其两极接触神经，如腓肠肌发生收缩，则表示标本机能正常。右手提起腓肠肌上的结扎线，轻轻将标本放入任氏液中（注意不要使神经受到牵拉，稳定 15～20 min 后开始实验。

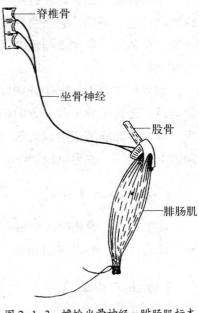

脊椎骨

坐骨神经

股骨

腓肠肌

图 2-1-3　蟾蜍坐骨神经—腓肠肌标本

【注意事项】

制备标本过程中需经常用任氏液湿润去皮的标本。

【思　考　题】

1. 为什么不能用自来水冲洗剥去皮肤的后肢？
2. 若金属器械碰压、触及或损伤神经及腓肠肌，可能对实验产生哪些不良影响？
3. 如何做到不损坏标本的正常机能？

实验 2　神经干复合动作电位的测定

【目的要求】

1. 观察蟾蜍坐骨神经干动作电位的基本波形，了解其产生的基本原理。
2. 掌握动作电位的潜伏期、幅值及时程的测定方法。

【基本原理】

当神经或肌肉兴奋时，兴奋部位就会发生电位变化，这种可扩布性的电位变化为动作电位。神经的动作电位是衡量神经兴奋的客观指标。

坐骨神经干是由许多神经纤维所组成的，所以神经干的动作电位与单个神经纤维的跨膜动作电位不同，它是由许多动作电位组成的复合动作电位。虽然每条神经纤维都是按照"全或无"定律参与反应，但在一定刺激范围内，复合动作电位的振幅随刺激强度的改变而变化。

如果将两个引导电极分别置于正常完整的神经干表面，动作电位将先后通过两个引导电极，进而引导出两个方向相反的电位偏转，称为双相动作电位。如果将两个引导电极之间的神经麻醉或机械损伤，动作电位只能通过第一个电极引导出来，就只有一个方向的电位偏转，称为单相动作电位。

【实验材料】

蟾蜍或蛙、常用手术器械、RM-6240C 生理实验系统、神经屏蔽盒、滤纸片、锌钢弓、任氏液、3 mol/L KCl 溶液

【方法与步骤】

1. 制备蟾蜍坐骨神经干标本

按实验 1 剥制坐骨神经干标本，神经干尽可能分离得长些，要求上自脊髓附近的主干，下沿腓总神经与胫神经一直分离至踝关节附近。制备过程中，要把神经周围的结缔组织分离干净，但勿损伤神经标本。

2. 按照下图（图 2-2-1）所示用仪器配备的"生物电输入电缆"及刺激器输出电缆连接仪器连接仪器，调节合适的仪器参数。

3. S1、S2：刺激电极，建议 S1 接刺激器输出正端（红），S2 接刺激器输出负端（黑）；r1：引导电极，"r1 负"接放大器负输入端，即生物电输入电缆负端（绿），"r1 正"接放大器正输入端，即生物电输入电缆正端（红）；r2：引导电极，"r2 负"接放大

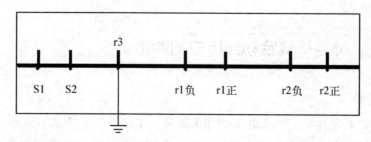

图 2-2-1　观察神经干动作电位及测定神经冲动传导速度的装置图（标本盒）

器负输入端，即生物电输入电缆负端（绿），"r2 正"接放大器正输入端，即生物电输入电缆正端（红）；r3：接地电极，接放大器地线端，即生物电输入电缆地线（黑）。在此仪器预设置的实验包内，r1 接仪器通道 1，r2 接仪器通道 2；通道 1、通道 2 的地线均连接 r3。在本实验中，只需使用一对引导电极即 r1。

4. 打开 RM-6240 软件，在"实验"菜单上打开"肌肉神经"栏目中的"神经干动作电位"项，系统自动设置好实验参数，弹出刺激器对话框，并处于示波状态；在刺激器对话框中选择同步触发，之后点击"开始刺激"，稍后屏幕上即出现一屏"动作电位"波形，每点击"开始刺激"键一次，波形即刷新一次。根据波形幅度可调节位于屏幕上显示通道右侧的灵敏度键。参数调节后，应再次点击"开始刺激"，以刷新波形。保存波形需用鼠标点击刺激器对话框内的"记录当前波形"。若保存了多幅波形，每幅波形作为一个子文件存在，以后可用"PgUp"与"PgDn"翻页查找。注意用"记录当前波形"记录的是临时文件，若需长期保存，在退出系统前应正式保存文件。

本实验的实验参数参考值为：生物电模式

采集频率	扫描速度	灵敏度	时间常数	滤波常数	50 Hz 陷波
40 kHz	1.0 ms/div	2 mV	0.001 s	1 kHz	关

刺激方式为单刺激，波宽 0.2 ms，强度 1 V，延时 5 ms。

5. 实验观察

（1）探究刺激强度与神经干动作电位幅度的关系。

调节刺激强度，当强度达到一定数值时，就能观察到双相动作电位（图 2-2-2）。刚出现动作电位时的刺激强度，为阈刺激。在阈刺激的基础上逐渐加大刺激强度，可见动作电位的幅值随刺激强度增大而增大。当刺激增加到一定强度时（即最大刺激），可见动作电位的幅值不再增大。

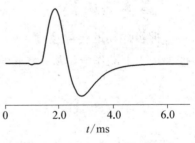

图 2-2-2　神经干双相动作电位

（2）测量双向动作电位的参数。

测出最大刺激强度时动作电位的潜伏期，时程和幅度并记录。

（3）倒换神经干的放置方向，观察动作电位有无变化。

6. 调正神经干的放置方向，用手术镊将两记录电极之间的神经夹伤，或用一小块浸有 3 mol/L KCl 溶液的滤纸片贴附在引导电极处的神经干上。观察动作电位波形的变化，并测量动作电位的潜伏期、时程和幅度。

【注意事项】

1. 实验过程中注意保持标本的活性良好，经常用任氏液湿润之，不可用手或金属器械接触神经，不要用力拉扯神经。不要挤压耳后腺。

2. 如果在显示窗上发现动作电位图形倒置，应将引导电极位置交换或者在保存时选择极性反转。

【思考题】

1. 本实验中，在一定范围内神经干动作电位的振幅随刺激强度的改变而变化，这是否与单个神经纤维动作电位的"全或无"定律相矛盾呢？

2. 改变神经干的方向后，动作电位的波形发生了怎样的变化，试解释其原因。

【探究实验】

试设计实验，探究咖啡因对神经干动作电位的影响，至少引用两篇文献。

实验3　神经冲动传导速度的测定

【目的要求】

用电生理学方法测定蟾蜍或蛙坐骨神经的神经冲动传导速度。

【基本原理】

神经冲动的传导速度（v）是指动作电位在单位时间（t）内传导的距离（s），可根据神经干上动作电位从一点传导到另一点，传导距离 s 与所需时间 t 来计算。

$$v = \frac{s}{t}(\text{m/s})$$

动作电位在神经干上的传导具有一定的速度，不同类型的神经纤维传导速度各不相同，神经纤维越粗，传导速度越快。两栖类的坐骨神经是混合神经，包含多种粗细不等的神经纤维，其直径约为 3～29 μm。坐骨神经中以 A 类纤维为主，传导速度约为 35～40 m/s。

【实验材料】

同实验2。

【方法与步骤】

1. 依实验1制备蟾蜍或蛙的坐骨神经标本。要求神经干尽量分离得长些。

2. 按图 2-2-1 连接好仪器，在本实验中，需使用两对引导电极即 r1，r2。

3. 按实验 2 方法在 RM-6240C 上引导出两个双相动作电位。

本实验的实验参数参考值为：生物电模式

采集频率	扫描速度	灵敏度	时间常数	滤波常数	50 Hz 陷波
40 kHz	1.0 ms/div	2 mV	0.001 s	1 kHz	关

刺激方式为单刺激，波宽 0.2 ms，强度 1 V，延时 5 ms。

4. 根据扫描速度，测量从刺激伪迹至两个动作电位起始点之间的时间差（t），此即为神经冲动从第一对引导电极传导到第二对引导电极所需要的时间。

5. 测量神经屏蔽盒内两对电极之间的距离（s）（应测两对电极中第一个电极或第二个电极之间的距离）。

6. 按公式计算神经冲动的传导速度。

【思 考 题】

1. 为什么要求两对引导电极之间的距离越远越好？

2. 为什么远离刺激电极的引导电极 r1 引导出的动作电位幅值比 r2 小？

【探究实验】

试设计实验，探究不同种类镇痛剂对蟾蜍神经冲动传导速度的影响。

实验 4　坐骨神经干不应期的测定

【目的要求】

学习测定神经不应期的基本原理和方法。

【基本原理】

神经在一次兴奋后，其兴奋性发生周期性的变化，而后才恢复正常。一般把这些变化分为四个时期：绝对不应期、相对不应期、超常期和低常期。应用电生理学方法可以观察或测定神经的不应期。

坐骨神经的不应期可通过调节刺激器输出的连续双脉冲的时间间隔来测定。当双脉冲之间的间隔时间调为 20 ms 左右时，电脑屏上显示的两个动作电位大小相同。当双脉冲之间的间隔时间逐渐缩短时，第二个动作电位逐渐向第一个动作电位靠近，同时振幅降低，最后落在第一个动作电位的绝对不应期内完全消失。

【实验材料】

同实验 2。

【方法与步骤】

1. 按实验 2 的方法制备蟾蜍或蛙的坐骨神经干标本。

2. 按图 2-2-1 连接生理仪器。

3. 调节刺激延迟，使双脉冲之间的时间间隔约为 20 ms。

4. 调节刺激强度，找出刚好获得最大动作电位的刺激强度。

5. 维持同样刺激强度，调节延迟，逐渐缩短双脉冲之间的时间间隔（图 2-4-1），使第二个动作电位逐渐向第一个动作电位靠近。从一定的延迟开始，第二个刺激所引起的动作电位振幅开始降低，说明第二个刺激落入第一次兴奋后的相对不应期。

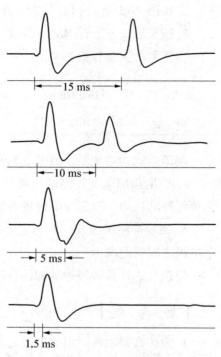

图 2-4-1　逐渐缩短双脉冲之间的时间间隔示意图

6. 继续缩短双脉冲之间的时间间隔，最后，第二个动作电位完全消失，表明此时第二个刺激开始落入第一次兴奋后的绝对不应期。

7. 分别测定坐骨神经干的绝对不应期和相对不应期。

本实验的实验参数参考值为：生物电模式

采集频率	扫描速度	灵敏度	时间常数	滤波常数	50 Hz 陷波
40 kHz	1.0 ms/div	2 mV	0.001 s	1 kHz	关

刺激方式为双刺激，波宽 0.2 ms，强度 1 V，延时 2 ms，波间隔从 20 ms 开始减小。

【思考题】

1. 绝对不应期长短的生理意义有哪些？

2. 为什么当刺激落到相对不应期内时，其动作电位的幅值会减小？

3. 什么是绝对不应期和相对不应期？如何进一步证明它与刺激强度的关系？

【探究实验】

试设计实验，探究在不同浓度酒精作用下，神经干不应期的变化。

实验 5　时值与强度－时间曲线的测定

【目的要求】

了解衡量组织兴奋性的指标——时值的概念，进一步了解引起组织兴奋时刺激强度与刺激作用时间的依赖关系。

【基本原理】

组织受到刺激以后能否发生兴奋反应，不仅需要一定的刺激强度，而且也需要一定的刺激作用时间。刺激强度与刺激作用时间的相互关系可以用强度－时间曲线来表示。当刺激作用时间足够长时的刺激强度阈值，称为基强度。在基强度下引起组织兴奋的最短作用时间，称为利用时。在 2 倍基强度下引起组织兴奋所需的最短刺激作用时间，Lapicque 称为时值。时值是衡量组织兴奋性的重要指标之一。改变刺激强度，分别测出引起某组织兴奋所需的最短刺激作用时间，然后将一系列这样的数据在坐标上描绘出来，即为该组织的强度－时间曲线。

【实验材料】

蟾蜍或蛙、常用手术器械、蛙板、玻璃板、电子刺激器、前置放大器、SBR－1 型双线示波器、神经屏蔽盒、坐标图纸、培养皿、任氏液、棉线及普鲁卡因溶液。

【方法与步骤】

1. 制备坐骨神经干标本

剥离蛙或蟾蜍一侧后肢的坐骨神经。坐骨神经下行至腘窝处分为两支：内侧为胫神经，走行表浅；外侧为腓神经。沿胫、腓神经走向分离至踝部，尽量将神经干标本剥离长一些，要求上自脊神经发出部位，下沿腓神经与胫神经一直分离到踝关节附近剪断侧支。尽量将神经干周围的组织剔除干净（剥离时切勿损伤神经干），结扎坐骨神经干的脊柱端及胫、腓神经的足端，游离神经干。然后将坐骨神经干标本置于盛有任氏液的培养皿中，稳定兴奋性 5 min。

2. 基强度与时值的测定

（1）用滤纸吸取神经干上的液体，用手术镊提起神经干两端的结扎线，将神经干标本放入神经屏蔽盒内。中枢端搭于刺激电极上，外周端搭于引导电极上。

（2）调节电子刺激器的波宽为 30 ms，然后逐渐加大刺激强度。当神经干刚出现一个小小动作电位时，此刺激强度即为神经干中 Aα 类纤维的刺激强度——基强度。

（3）增大刺激强度，使之正好为基强度的 2 倍时，可见动作电位的幅值增大，然后再逐渐缩小刺激的波宽，使示波器荧光屏上刚产生一个小小的动作电位，此时波宽时间就是神经干中 Aα 类纤维的时值。

3. 强度-时间曲线的测定

（1）将刺激强度分别调至基强度的 1.25 倍、1.5 倍、1.75 倍、2 倍、3 倍、5 倍、10 倍，逐个测出不同刺激强度时各自产生动作电位的最小波宽，并填入表 2-5-1 中。

表 2-5-1　强度-时间曲线测定记录

刺激强度 /V	最小波宽 /ms
基强度	
基强度 ×1.25	
基强度 ×1.50	
基强度 ×1.75	
基强度 ×2.0	
基强度 ×3.0	
基强度 ×5.0	
基强度 ×10.0	

（2）以 X 轴代表刺激作用时间，Y 轴代表刺激强度，将以上测得的实验数据在坐标纸上绘出强度-时间曲线，并标出基强度、利用时和时值。

改变组织的兴奋性对强度-时间曲线的影响：用沾有 2% 普鲁卡因的棉球湿润刺激电极处的神经干标本，大约 2 min 以后，再按照上面的步骤重新测定该神经标本的基强度、时值和强度-时间曲线，并将这些数据绘于前图之中。可见两者的强度-时间曲线局部重合。如果将神经干标本置于 4℃ 的任氏液中浸放 5 min 后重新测定，也会得出相同的结果。

【注意事项】

1. 刺激强度和刺激波宽的数据要由示波器的下线监视波形读取，必要时可增大示波器的下线 Y 轴增益和 X 轴的扫描速度，将波形放大，这样读取的数据更加精确。

2. 整个测试过程要尽量迅速缩短实验时间，否则，长时间刺激会使组织的兴奋性发生变化，致使测得的时间-强度曲线不理想。

【思考题】

1. 强度-时间曲线可以说明什么问题？

2. 强度-时间曲线上的任何一点表示什么意思？

3. 强度−时间曲线发生上、下、左、右位移表示什么意思？

【探究实验】

试设计实验，在不同麻醉剂处理下，强度−时间曲线的变化，至少选取三种药物对比。

实验 6　刺激强度与骨骼肌收缩反应的关系

【目的要求】

1. 学习神经—肌肉实验的电刺激方法及肌肉收缩的记录方法。
2. 观察刺激强度与肌肉收缩反应的关系。

【基本原理】

腓肠肌由许多肌纤维组成，当支配腓肠肌的坐骨神经受到不同强度的刺激时，肌肉会产生不同的反应。当刺激强度小于一定值时，肌肉不会发生收缩反应，这种刺激为阈下刺激。当刺激强度逐渐增强时，可引起少数肌纤维发生收缩反应，这种最小收缩反应的有效强度为阈强度。随着刺激强度的加大，参与收缩反应的肌纤维数量增多，收缩力量也加大，此时的刺激为阈上刺激。当全部肌纤维同时收缩时，即为最大的收缩反应，此时即使再增大刺激强度，肌肉收缩的力量也不再随之加大。能引起肌肉发生最大收缩反应的最小刺激强度为最适刺激强度。

【实验材料】

蟾蜍或蛙的坐骨神经—腓肠肌标本、常用手术器械、RM−6240C 生理实验系统、张力换能器、肌槽、培养皿、滴管、任氏液。

【方法与步骤】

1. 按照实验 1 制备坐骨神经—腓肠肌标本。
2. 将标本的股骨头固定在肌槽的股骨固定孔内。肌腱上的结扎线与张力换能器相连。张力换能器连接 RM−6240C 生理记录仪。将神经搭在肌槽的电极上。刺激电极的接头与 RM−6240C 的刺激输出连接。
3. 打开 RM−6240C 并启动软件，在"实验"菜单上打开"肌肉神经"栏目中的"刺激强度对骨骼肌收缩的影响"项，系统即自动设置好实验参数、弹出刺激器对话框，并处于示波状态。此时应先调节好张力换能器的零点，然后用鼠标点击系统的开始记录键进入记录状态，再点击刺激器对话框中的"开始刺激"键，刺激器即自动按幅度递

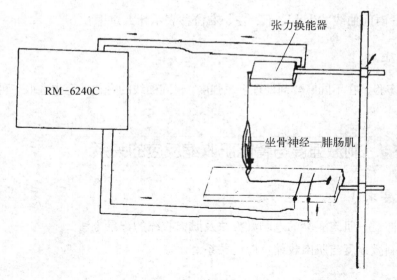

图 2-6-1　实验装置连接示意图

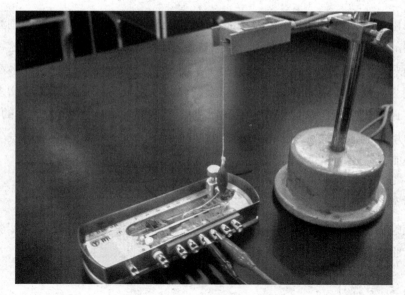

图 2-6-2　实验装置连接图

增（从零开始，每发一次刺激，幅度自动递增）的方法自动产生刺激。在屏幕上可以观察到，当刺激增至某强度时，肌肉开始轻微收缩，此时刺激强度即阈强度，刺激为阈刺激。此后随刺激的逐步增强收缩幅度逐步增大，当刺激强度达到某一数值时，肌肉收缩曲线不再随强度增大而增高。此时的刺激为最适刺激，肌肉收缩为最大收缩。强度超过阈值的刺激为阈上刺激。一旦出现最大收缩，即可用鼠标点击系统的停止记录键，再点击刺激器对话框中的"停止刺激"键。整个实验过程的波形就被记录下来了。此时系统处于分析状态，我们可以利用系统的分析工具对波形进行测量和分析，如需保存波形，在退出系统前应保存文件。

如需手动完成实验，可在刺激器对话框中将刺激方式设为单刺激（波宽设为 1 ms），并手动调节刺激强度及发送刺激脉冲。

本实验的实验参数参考值为：张力模式

采集频率	扫描速度	灵敏度	时间常数	滤波常数	50 Hz 陷波
400 Hz	1 s/div	7.5 g	直流	30 Hz	开

刺激方式为自动单刺激

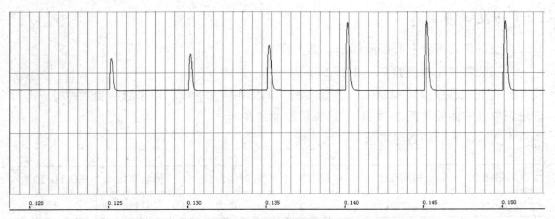

图 2-6-3 刺激强度与骨骼肌收缩反应

【思 考 题】

1. 如何使标本在实验过程中保持机能稳定？

2. 标本的阈强度、最适刺激强度分别为何值？

3. 你所制备标本的兴奋性如何？指标是什么？

【探 究 实 验】

试设计实验，探究在酒精作用下，刺激强度对骨骼肌的影响如何变化。

实验7 骨骼肌单收缩的分析

【目 的 要 求】

1. 学习骨骼肌单收缩的记录方法。

2.分析单收缩过程的三个时期。

【基本原理】

肌肉组织对于一个阈上强度的刺激发生一次迅速的收缩反应，称为单收缩。单收缩的过程可分三个时期：潜伏期、收缩期及舒张期。

【实验材料】

蟾蜍或蛙、常用手术器械、肌槽、张力换能器及 RM-6240C 生理实验系统、滴管、任氏液。

【方法与步骤】

1.制备坐骨神经—腓肠肌标本（见实验1）。

2.安装装置（按实验2，图 2-2-1）。

3.打开电脑及 RM-6240C，开始实验。调出相应实验项，用单脉冲刺激神经，即可记录到单收缩曲线（图 2-7-1），计算单收缩的各期。

本实验的实验参数参考值为：张力模式

采集频率	扫描速度	灵敏度	时间常数	滤波常数	50 Hz 陷波
2 000 Hz	40 ms/div	7.5 g	直流	30 Hz	开

刺激方式为单刺激，波宽 1 ms，强度 2 V。

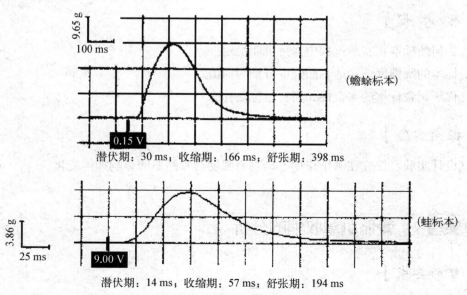

潜伏期：30 ms；收缩期：166 ms；舒张期：398 ms

潜伏期：14 ms；收缩期：57 ms；舒张期：194 ms

图 2-7-1 骨骼肌单收缩的分析

【思 考 题】

1. 单收缩过程中的潜伏期有哪些生理过程？
2. 试比较所测出的单收缩三个时期的时间与正常值是否一致，并分析其原因。

【探 究 实 验】

试设计实验，探究茶多酚对骨骼肌单收缩的影响。

实验 8　骨骼肌收缩的总和与强直收缩

【目 的 要 求】

1. 了解骨骼肌收缩的总和现象。
2. 观察不同频率的阈上刺激引起肌肉收缩形式的改变。

【基 本 原 理】

两个同等强度的阈上刺激，相继作用于神经一肌肉标本，如果刺激间隔大于单收缩的时程，肌肉则出现两个分离的单收缩；如果刺激间隔小于单收缩的时程，则出现两个收缩反应的重叠，称为收缩的总和。当标本受到同等强度的连续阈上刺激时，多个收缩反应融合，称为强直收缩。后一收缩发生在前一收缩的舒张期时，称为不完全强直收缩。后一收缩发生在前一收缩的收缩期时，称为完全强直收缩，此时各自的收缩完全融合，肌肉处于持续的收缩状态。

【实 验 材 料】

蟾蜍或蛙、常用手术器械、肌槽、RM-6240C 与张力换能器、培养皿、滴管和任氏液。

【方 法 与 步 骤】

1. 按实验 1 的方法制备坐骨神经一腓肠肌标本并将其固定在肌槽上。连接仪器。
2. 打开 RM-6240C 及电脑，启动软件，在"实验"菜单上打开"肌肉神经"栏目中的"刺激频率与反应的关系"项，选择典型实验项（系统自动按 1 Hz、2 Hz、4 Hz、8 Hz、16 Hz、32 Hz 的频率间歇发送刺激脉冲）或常规实验项（系统从 1 Hz 开始自动按 2 Hz 的频率增量间歇发送刺激脉冲），系统自动设置好实验参数、弹出刺激器对话框，并处于示波状态。此时应先调节好张力换能器的零点，设置最适宜的刺激强度，然后用鼠标点击"开始记录"进入记录状态，再点击刺激器对话框中的"开始刺激"，刺激器即自动按频率递增的方法自动产生刺激。在屏幕上可以观察到单收缩、不完全强直收缩和完全强直收缩波形。

一旦出现完全强直收缩波形，即可用鼠标点击"停止记录"，再点击刺激器对话框中的"停止刺激"。整个实验过程的波形就被记录下来。此时系统处于分析状态，我们可以利用系统的分析工具对波形进行测量和分析，如需保存波形，在退出系统前应保存文件。

本实验的实验参数参考值为：张力模式

采集频率	扫描速度	灵敏度	时间常数	滤波常数	50 Hz 陷波
400 Hz	500 ms/div	7.5 g	直流	30 Hz	开

刺激方式为自动单刺激

记录的肌肉收缩曲线（图 2-8-1）。

【注意事项】

实验过程中要经常用任氏液湿润标本，每次刺激后应使肌肉休息 30 s。连续刺激不可超过 5 s。

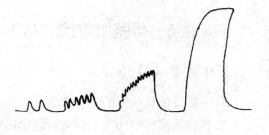

图 2-8-1 不同频率的阈上刺激引起肌肉收缩形式的改变

【思考题】

1. 讨论肌肉发生不完全强直收缩及完全强直收缩的条件，人们在日常生活中哪些动作属于强直收缩。

2. 何谓临界融合刺激频率？

【探究实验】

试设计实验，探究不同刺激组合对骨骼肌收缩总和和强直收缩的影响。

第二节 血 液

实验 9 ABO 血型鉴定

【目的要求】

1. 学习辨别血型的方法。
2. 观察红细胞凝集现象，掌握 ABO 血型鉴定的原理。

【基本原理】

血型是指红细胞的类型，根据红细胞膜外表面的特异性抗原（镶嵌于红细胞膜上的糖蛋白和糖脂）来确定，这种抗原或凝集原是由遗传决定的。抗体或凝集素存在于血清中，能与红细胞的不同抗原起反应，产生凝集，直至溶解。因为这种现象的存在，临床上在输血前必须注意鉴定血型，以确保输血的安全。在血型系统中最重要的是 ABO 血型系统（若 ABO 血型系统相合，输血安全率可达 91.4%），其次为 Rh 血型系统。

【实验材料】

显微镜、载玻片、刺血针、消毒牙签、A 型和 B 型标准血清、生理盐水、酒精棉球。

【方法与步骤】

1. 取一块清洁玻片，用蜡笔画上记号，左上角写 A 字，右上角写 B 字。

2. 用小滴管吸 A 型标准血清（抗 B）一滴加入左侧，用另一小滴管吸 B 型标准血清（抗 A）一滴加入右侧。

3. 穿刺手指取血，玻片的每侧各放入一小滴血，用牙签搅拌，使每侧标准血清和血液混合。每边用一支牙签，切勿混用。

4. 静置室温下 10～15 min 后，观察有无凝集现象，假如只是 A 侧发生凝集，则血型为 B 型；若只是 B 侧发生凝集，则为 A 型；若两侧均发生凝集，则为 AB 型；若两侧均未发生凝集，则为 O 型。这种凝集反应的强度因人而异，所以有时需借助显微镜才能确定是否出现凝集。

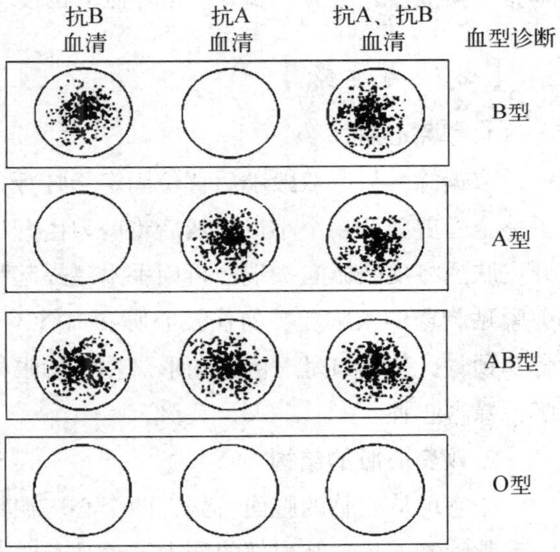

图 2-9-1 ABO 血型的鉴定

【思考题】

根据自己的血型，说明你能接受和输血给何种血型的人，为什么?

第三节 血 液 循 环

实验 10 蛙类心脏起搏点分析与心搏曲线观察

【目的要求】

1. 学习暴露蛙类心脏的方法，熟悉心脏的结构。

2.观察心脏各部分自动节律性活动的时相及频率。

3.学习在体蛙类心脏活动的描记方法。

【基本原理】

两栖类动物的心脏为两心房、一心室，心脏的起搏点是静脉窦。静脉窦的自动节律最高，心房次之，心室最低。正常情况下，心脏的活动节律服从静脉窦的节律，其活动顺序为：静脉窦、心房、心室。这种有节律的活动可以用机械方法或通过换能器记录下来，称为心搏曲线。

【实验材料】

蟾蜍或蛙、常用手术器械、蛙板、蛙腿固定夹、蛙心夹、RM-6240C生理实验系统与张力换能器、秒表、滴管、培养皿、棉线、任氏液。

【方法与步骤】

1.暴露心脏

取蟾蜍一只，双毁髓后背位固定于蛙板上。左手持手术镊提起胸骨后方的皮肤，右手持金冠剪剪开一个小口，然后将剪刀由开口处伸入皮下，向左、右两侧下颌角方向剪开皮肤。将皮肤掀向头端，再用手术镊提起胸骨后方的腹肌，在腹肌上剪一口，将金冠剪紧贴胸壁伸入胸腔（勿伤及心脏和血管），沿皮肤切口方向剪开胸壁，剪断左右乌喙骨和锁骨，使创口呈一倒三角形。左手持眼科镊，提起心包膜。右手用眼科剪剪开心包膜，暴露心脏。

2.观察心脏的结构

心室可从心脏的腹面看到，两个心房在其上方，房室之间有房室沟。心室右上方有一动脉圆锥，是动脉根部的膨大。动脉干向上分成左右两分支。用蛙心夹夹住少许心尖部肌肉，轻轻提起，将心脏倒吊，可以看到心脏背面正在有节律地搏动的静脉窦。窦房沟是心房与静脉窦之间的一条白色半月形界线。前、后腔静脉与左、右肝静脉的血液流入静脉窦。

3.观察心搏过程

仔细观察静脉窦、心房及心室收缩的顺序和频率，在主动脉下方穿一条线，将心脏翻向头端，沿窦房沟作一结扎，称为斯氏第一结扎。观察心脏各部分搏动节律的变化，用秒表计时1 min，计数搏动次数。待心房和心室恢复搏动后，计数其搏动频率。在房室交界处穿一条线，准确地结扎房室沟，称为斯氏第二结扎。待心室恢复搏动后，计数每分钟心脏各部分的搏动次数。将记录填入表2-10-1。

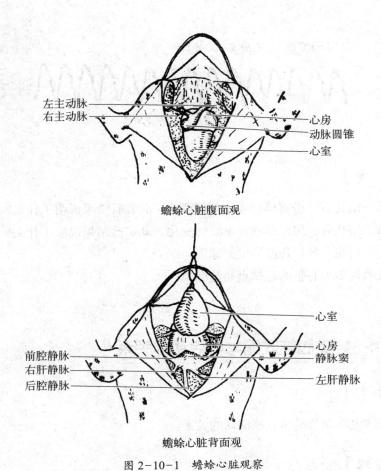

左主动脉
右主动脉
心房
动脉圆锥
心室

蟾蜍心脏腹面观

心室
心房
静脉窦
前腔静脉
右肝静脉
后腔静脉
左肝静脉

蟾蜍心脏背面观

图 2-10-1　蟾蜍心脏观察

表 2-10-1　斯氏结扎记录表

项　　目	频率（次/min）		
	静　脉　窦	心　　房	心　　室
对　　照			
第一结扎			
第二结扎			

4. 记录心搏曲线

按步骤 1 暴露另一只蟾蜍的心脏，用系线的蛙心夹夹住少许心尖部肌肉。蛙心夹的系线与张力换能器相连，记录心搏曲线。仔细观察曲线各波与心脏各部位活动的关系。

本实验的实验参数参考值为：张力模式

采集频率	扫描速度	灵敏度	时间常数	滤波常数	50 Hz 陷波
800 Hz	1 s/div	3 g	直流	30 Hz	开

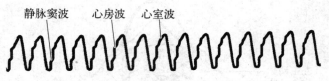

静脉窦波 心房波 心室波

图 2-10-2 蛙类心搏曲线

【思 考 题】

1. 斯氏第一结扎后，房室搏动频率如何变化，此实验结果说明了什么？

2. 斯氏第二结扎后，房室搏动频率有何变化，此实验结果说明了什么？

3. 观察心搏曲线，分析各波形成的原因。

4. 怎样证明两栖类心脏的起搏点是静脉窦？

实验 11　蛙类心脏收缩与电活动的关系

【目 的 要 求】

了解心脏的电活动与机械收缩活动的关系。

【基 本 原 理】

心脏的收缩活动与心肌兴奋的产生、传导和恢复过程中的生物电变化是不同的两个生理过程。心脏的收缩活动可以通过心搏曲线记录下来，而心肌的生物电变化可以通过心电图表现出来。同时记录心脏的机械活动与电活动，可以清楚地观察到两个生理过程之间的联系。

【实 验 材 料】

蟾蜍或蛙、常用手术器械、蛙心夹、蛙板、RM-6240C、张力换能器、4 个金属针头、滴管、棉线、任氏液。

【方 法 与 步 骤】

1. 取一只蟾蜍或蛙，按实验 10 的方法暴露心脏。用蛙心夹夹住心尖部，将蛙心夹上的系线绕过一个滑轮与张力换能器相连（心脏不离开胸腔，避免心室吊起来）。

2. 以 1 通道记录蟾蜍心搏曲线，2 通道记录蟾蜍心电图为例，实验参数参考值如下（第一、第二行分别为 1、2 两通道参数）：生物电模式。

采集频率	扫描速度	灵敏度	时间常数	滤波常数	50 Hz 陷波
4 000 Hz	400 ms/div	5 mV	直流	30 Hz	开
4 000 Hz	400 ms/div	1 mV	0.2 s	100 Hz	开

肢体导联心电图连线如下：

对 Ⅰ 导联，将三芯生物电输入电缆的红线（对应放大器正端）连接左上肢，绿线（对应放大器负端）连接右上肢，黑线（对应放大器地线端）连接右下肢通过针头分别插入皮下。对 Ⅱ 导联，只需将以上连线的红线（对应放大器正端）调到左下肢即可。

3. 将两个通道的扫描速度调节为一致。用比较显示方式，观察心电图的 P 波与心房收缩波、QRS 波群与心室收缩波在时间上有何相关性。

【思考题】

1. 根据实验结果，说明 P 波早于心房收缩波、QRS 波群早于心室收缩波的原因。

2. 根据已学过的知识，说明心脏发生收缩反应之前有哪些生理过程。

实验 12　蛙类心室肌的期外（期前）收缩与代偿间歇

【目的要求】

1. 观察心室在收缩活动的不同时期对额外刺激的反应。

2. 了解心肌的生理特性。

3. 根据实验阐述心肌产生期外收缩的条件与代偿间歇出现的机理。

【基本原理】

较长的不应期是心肌的机能特征之一，绝对不应期几乎占整个收缩期。在心室收缩期，任何刺激都不能使心室发生反应。在心室舒张期，若给以单个阈上刺激，则会产生一次正常节律以外的收缩反应，称为期外收缩。若静脉窦的节律性兴奋传来时恰好处在期外收缩的收缩期，心室不再发生反应，须待下一次兴奋传来才能发生收缩反应。因此，一个长时间的间歇期会出现在期外收缩之后，称为代偿间歇。

【实验材料】

蟾蜍或蛙、常用手术器械、蛙板、蛙心夹、单电极或双电极、RM-6240C、张力换能器、橡皮泥或电极支架、滴管、任氏液。

【方法与步骤】

1. 将蟾蜍双毁髓后按实验 10 的方法暴露心脏，背位固定于蛙板上。用系线的蛙心夹夹住少许心尖肌肉。将系线固定在张力换能器上，连 RM-6240C，刺激电极安放在心室外壁，使之既不影响心搏又能同心室紧密接触。用橡皮泥固定电极柄。刺激电极与 RM-6240C 的刺激输出端相连。

本实验的实验参数参考值为：张力模式

采集频率	扫描速度	灵敏度	时间常数	滤波常数	50 Hz 陷波
400 Hz	1 s/div	3 g	直流	10 Hz	开

刺激方式为单刺激，波宽 10 ms，强度 4 V。

2. 记录正常心搏曲线，用于对照。

3. 以恰好能引起心室发生期外收缩的刺激强度（于心室舒张期调试），分别在心室收缩的收缩期和舒张期给予单个刺激，观察心搏曲线的变化。

4. 刺激强度不变，分别在心室舒张的早期、中期和晚期给予单个刺激，观察心搏曲线的变化。

【思考题】

1. 分析实验结果，并同骨骼肌比较，说明心肌的特性。
2. 心肌较长的不应期有什么生理意义？
3. 本实验于心室收缩期或舒张期的早、中、晚三期分别给予刺激的实验设计思路是什么？

【探究实验】

试设计实验，探究不同刺激强度、频率及时间对蛙类心室肌的影响。

实验 13　蛙类离体心脏灌流

【目的要求】

1. 学习斯氏或八木氏离体蛙心灌流法。
2. 观察 Na^+、K^+、Ca^{2+} 及肾上腺素、乙酰胆碱等对离体心脏活动的影响。

【基本原理】

心肌具有自动节律性收缩活动的特性，可用人工灌流的方法研究心脏活动的规律及特点，还可通过改变灌流液的成分或加入某些药物来观察其对心脏活动的影响。

【实验材料】

蟾蜍或蛙、蛙心套管（斯氏套管或八木氏套管）、常用手术器械、蛙心夹、套管夹、RM-6240C、张力换能器、小烧杯、任氏液、蜡盘、滴管、培养皿、5% NaCl 溶液、2% $CaCl_2$ 溶液、1% KCl 溶液、1:5 000 肾上腺素溶液、1:10 000 乙酰胆碱溶液、300 U/mL 肝素溶液。

【方法与步骤】

1. 离体蛙心的制备

制备离体蛙心的方法有两种。

（1）斯氏蛙心插管法

取一只蟾蜍或蛙，双毁髓后背位置于蜡盘中，按实验 10 暴露心脏。在左主动脉下方穿一线，距动脉圆锥 2～3 mm 处结扎。再从左、右两主动脉下方穿一线，打一活结备用。左手提起左主动脉上的结扎线，右手用眼科剪在动脉圆锥前端，沿向心方向剪一斜口，然后将盛有少量任氏液（内加入一滴肝素溶液抗凝）的斯氏蛙心套管由此开口处插入动脉圆锥（图 2-13-1A）。当套管尖端到达动脉圆锥基部时，应将套管稍稍后退，使尖端向动脉圆锥的背部后方及心尖方向推进。在心室收缩时经主动脉瓣插入心室腔内。用滴管吸去套管中的血液，更换新鲜任氏液，提起备用线，将左、右两主动脉连同插入的套管扎紧（不得漏液），再将结扎线固定在套管的小玻璃钩上。剪断结扎线上方的血管。轻轻提起套管和心脏，在心脏下方绕一线，将左右肺静脉、前后腔静脉一起结扎，注意保留静脉窦与心脏的联系，切勿损伤静脉窦，于结扎线的外侧剪去所有牵连的组织，将心脏离体。用任氏液反复冲洗心室内余血，使灌流液中不再有血液。保持套管内液面高度恒定（1.5～2 cm），即可进行实验。

（2）八木氏蛙心插管法

取一只蟾蜍或蛙，同上法暴露心脏。于左主动脉下方穿一线，再用蛙心夹夹住心尖，使心脏轻轻吊起，将线向后绕过左、右前腔静脉，左、右肺静脉及右主动脉支，结扎后剪断，也可分别结扎。再将心脏翻向头端，用线结扎右肝静脉及后腔静脉（勿伤静脉窦），剪断。于左肝静脉下方穿一线，打一活结备用，用眼科剪沿向心方向剪一斜口，将装有灌流液的八木氏静脉套管从开口处插入肝静脉（尖端勿伤静脉窦）。若套管插入静脉，则心脏的颜色变浅，此时可继续加入灌流液。将心脏内余血冲洗干净，然后扎紧静脉套管。

在左主动脉下方穿一条线，先用眼科剪将动脉剪一小口，再将动脉套管沿向心方向

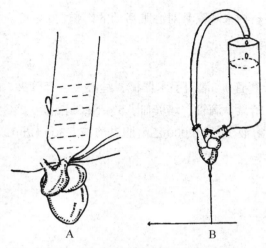

图 2-13-1　A.斯氏蛙心插管法；B.八木氏蛙
心插管法

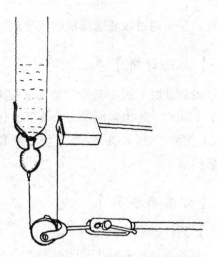

图 2-13-2　蛙心灌流的记录装置

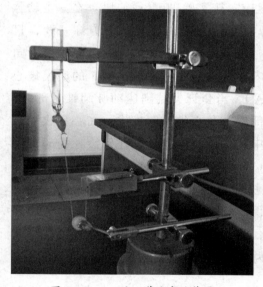

图 2-13-3　蛙心灌流实验装置

插入动脉（尖端不深入动脉圆锥），此时可见套管中有灌流液流出，随即扎紧套管，剪断左主动脉及左肝静脉，使心脏完全离体。将套管稳妥地固定在灌流支架上，调节两个套管的方向，使灌流液在心缩时能畅通地搏出心室，从动脉套管流出，即可进行实验（图2-13-1B）。

2. 将插好离体心脏的套管固定在支架上，用蛙心夹夹住心尖（不可夹得过多，以免漏液）。将蛙心夹上的系线绕过一个滑轮与张力换能器相连（图2-13-2）。注意：勿使灌流液滴到换能器上。

本实验的实验参数参考值为：张力模式

采集频率	扫描速度	灵敏度	时间常数	滤波常数	50 Hz 陷波
400 Hz	2 s/div	3 g	直流	10 Hz	开

3. 实验观察

（1）开始记录正常心搏曲线。

（2）向套管内加 1 滴 5% NaCl 溶液，做好加药标记，观察心搏曲线的频率及振幅的变化。当曲线出现明显变化时，立即吸去套管中的灌流液（做好冲洗标记），用新鲜任氏液清洗 2～3 次，待心搏恢复正常。

（3）向套管内加入 1 滴 2% $CaCl_2$ 溶液，观察并记录心搏曲线的变化。当出现明显变化时，立即更换任氏液（方法同上），待心搏恢复正常。

（4）向套管中加 1 滴 1% KCl 溶液，记录心搏曲线的变化。当心搏曲线变化时，立即同（2）法更换灌流液，待心搏恢复。

（5）同（2）法记录套管中加入 1～2 滴 1∶5 000 肾上腺素溶液后心搏曲线的变化。

（6）同（2）法记录套管中加入 1～2 滴 1∶10 000 乙酰胆碱溶液后心搏曲线的变化。

4.将心脏搏动变化的情况填入表 2-13-1。

表 2-13-1　几种离子及药物对离体心脏活动的影响

实 验 项 目		心率（次/30 s）	振幅（mm）	基线变化	其　　他
Na^+	对照				
	给药				
Ca^{2+}	对照				
	给药				
K^+	对照				
	给药				
肾上腺素	对照				
	给药				
乙酰胆碱	对照				
	给药				

【思 考 题】

1.本实验说明心肌有哪些生理特性？

2.以本实验为例说明内环境相对恒定的重要意义。

3.各种离子和药物对心搏有何影响，为什么？

4.为何强调实验中保持灌流液面的恒定？

【探究实验】

试设计实验，探究不同灌流方式对心搏曲线的影响。

实验14 蛙类心脏的神经支配

【目的要求】

1. 了解蛙或蟾蜍心脏的神经支配。
2. 观察迷走交感神经干对心脏活动的影响。

【基本原理】

蛙和蟾蜍的心脏受迷走神经和心交感神经的双重支配。迷走神经和颈交感神经混合成一个神经干，称迷走交感神经干。正常情况下，迷走神经兴奋，则心脏搏动减弱减慢，而交感神经兴奋时，心脏搏动增强加快。低频、低强度电刺激迷走交感干时，由于迷走神经的兴奋性较高，多产生迷走效应；高频、高强度刺激时，易产生交感效应；中等频率和强度的刺激，往往表现为先迷走后交感的双重效应。若将阿托品溶液滴加在心脏处，可封闭迷走神经对心脏的影响，而只表现出交感效应。

【实验材料】

蟾蜍或蛙、常用手术器械、蛙板、蜡盘、蛙心夹、张力换能器、RM-6240C、保护电极、任氏液、1%阿托品溶液。

【方法与步骤】

1. 取蟾蜍或蛙一只，双毁髓后背位固定在蛙板或蜡盘上。剪开一侧下颌角与前肢之间的皮肤，分离深部的结缔组织，然后可以看到一条长形的提肩胛肌，切断此肌即能看到一血管神经束，其中含有皮动脉、颈静脉和迷走交感神经干，出入延髓的迷走神经和从第4交感神经节发出的交感神经就包含在该神经干中（图2-14-1）。将血管神经束分开，用玻璃解剖针提起迷走交感干，穿线备用。

2. 自剑突剪开胸骨柄，暴露心脏，剪开心包膜，用蛙心夹夹住心尖，连接张力换能器，同时将保护电极仔细地安放在迷走交感神经干上。

3. 开启仪器，描记一段正常心搏曲线，然后用连续脉冲刺激迷走交感神经干10 s，观察和记录心搏活动的变化。

4. 在静脉窦和心房部位加1%阿托品溶液2~3滴。5 min后，保持刺激强度不变，再刺激神经干，观察并记录心搏活动的变化。这时由于阿托品封闭迷走神经对心脏的作用，迷走效应不会出现，而表现单纯的交感效应。

该实验的实验参数参考值为：生物电模式

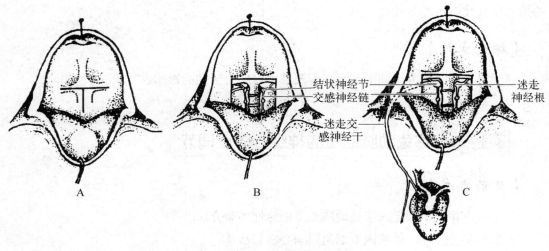

图 2-14-1　蛙类迷走交感神经干行走示意图

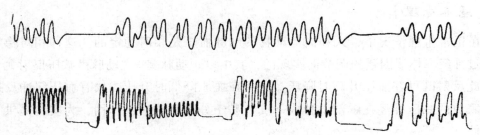

图 2-14-2　刺激蛙迷走神经交感神经干对心搏的作用

采集频率	扫描速度	灵敏度	时间常数	滤波常数	50 Hz 陷波
400 Hz	1 s/div	5 mV	直流	10 Hz	开

刺激方式为连续刺激，波宽 10 ms，频率 10 Hz，强度 2 V。

【注意事项】

1. 用棉球吸干神经周围的组织液，以防短路或电流扩散。

2. 为了防止损伤神经，控制每次刺激的时间不能过长，两次刺激之间须间隔 3～5 min。

3. 为了防止组织干燥而失去生理机能，须常用任氏液湿润神经和心脏。

4. 因季节、气温和动物个体会影响交感神经和迷走神经的效应，在实验过程中需灵活掌握相关影响因素。

【思考题】

为什么在刺激迷走交感神经干时，只显示出迷走效应？在心脏滴加阿托品溶液后，心搏发生变化的机理是什么？

【探究实验】

试设计实验，探究不同电刺激强度及频率对蛙心活动的影响。

实验15 家兔动脉血压的神经、体液调节

【目的要求】

1. 学习直接测定和记录家兔动脉血压的急性实验方法。
2. 观察某些神经、体液因素如何影响心血管活动。

【基本原理】

在正常生理情况下，人和高等动物的动脉血压是相对稳定的。这种相对稳定性是通过神经和体液因素的调节而实现的，其中以颈动脉窦－主动脉弓减压反射尤为重要。此反射既可在血压升高时降压，又可在血压降低时升压，故有血压缓冲反射之称。家兔的减压神经在解剖上独成一支，易于分离和观察其作用，为实验提供了有利条件。

本实验是应用液导系统直接测定动脉血压。即由动脉套管、输液管及血压传感器相互连通，其内充满抗凝液体，构成液导系统。将动脉套管插入动脉内，动脉内的压力及其变化，可通过压力换能器将压力变化转换为电信号，间接地用 RM-6240C 记录。

【实验材料】

家兔、手术台、常用手术器械、止血钳、眼科剪，RM-6240C 与压力换能器、双凹夹、气管插管、动脉套管、动脉夹、保护电极、照明灯、纱布、棉球、丝线、注射器、生理盐水、3.8% 柠檬酸钠溶液、20% 氨基甲酸乙酯溶液、肝素溶液（300 单位 /mL）、肾上腺素溶液（1 : 5 000）、乙酰胆碱溶液（1 : 10 000）。

【方法与步骤】

1. 实验装置

压力换能器记录血压的实验装置

按图 2-15-1 连接压力换能器与 RM-6240C。注意：压力换能器的位置应大致与动物心脏在同一水平面。换能器的一端连 RM-6240C 的输入端，

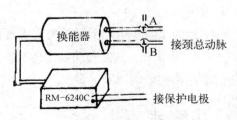

图 2-15-1 用压力换能器与 RM-6240C 记录血压的实验装置示意图

另一端有两个伸向外端的小管，分别与两个三通管相连。三通管 A 作注石蜡油和定零位用。三通管 B 的两个接头分别与动脉套管和注射器相连。在插入颈总动脉之前，需旋动三通管 B 上的开关，用注射器将肝素溶液注入动脉套管，然后关闭三通管 B。

2. 手术过程

（1）术前准备

① 麻醉

取家兔一只称重，耳缘静脉缓慢注射 20% 氨基甲酸乙酯溶液（1 g/kg 体重）进行麻醉。速度缓慢地注射，同时注意观察动物的情况。当动物出现四肢松软、呼吸变深变慢、角膜反射迟钝的现象时，可停止注射，此时动物已被麻醉。

② 固定与剪毛

将动物背位固定于手术台上，先将颈部的被毛用剪刀剪去，再进行手术。

（2）手术

① 靠近喉头下缘，沿颈部正中线作一长约 5～7 cm 的皮肤切口，用止血钳分离皮下结缔组织后，首先看到的是胸锁乳突肌。继续向下分离，能看到胸骨甲状肌和紧贴在气管上的胸骨舌骨肌。

② 气管切开术

用止血钳由正中线将胸骨舌骨肌分离后，气管暴露出来。用镊子在已暴露的气管下面穿一丝线，打一活结。在喉头下 2～3 cm 处的气管上作一"T"形切口，用与气管口径相近的气管插管向心方向插入气管中，用线结扎，并将余线固定于气管插管的分叉处，用于防止气管插管松脱。

③ 颈部神经血管分离术

颈部神经与颈总动脉被结缔组织膜束在一起，形成血管神经束，位于气管外侧，其腹面被胸骨舌骨肌和胸骨甲状肌所覆盖。用止血钳分离上述肌肉之间的结缔组织后，用左手拇指和食指轻轻摄住分离的肌肉和皮肤，稍向外翻，即可将血管神经束翻于食指之上，然后用弯头止血钳分离颈总动脉外的结缔组织膜，将动脉分离约 4 cm 长，即

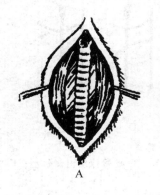 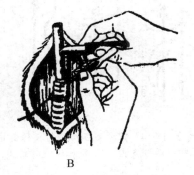 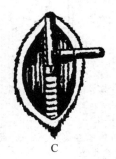

A   B   C

图 2-15-2　气管插管插入法

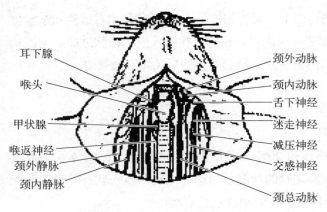

图 2-15-3　家兔颈部的血管与神经

耳下腺
喉头
甲状腺
喉返神经
颈外静脉
颈内静脉

颈外动脉
颈内动脉
舌下神经
迷走神经
减压神经
交感神经
颈总动脉

可穿线备用。注意：a. 在分离及穿线时，切勿伤及其下的神经；b. 在颈动脉近甲状腺处有甲状腺前动脉，分离时应稍靠其下，以免损伤。用同样方法分离另一侧颈总动脉，穿线备用。

轻轻提起右侧颈总动脉下的备用线，即可清楚看到 3 条粗细不同的神经（图 2-15-3）：迷走神经最粗，呈白色，一般位于外侧，易于识别；交感神经较细，但比减压神经稍粗，略呈灰色，一般位于内侧；减压神经最细，呈白色，一般位于迷走神经和交感神经之间。识别准确后，用玻璃解剖针沿纵向小心分离其外的结缔组织膜，一般先分离减压神经，然后再分离交感神经和迷走神经。神经由周围组织中分离出 2 cm 即可穿线备用。

需要说明的是，以上对家兔颈部神经位置的描述是属于正常的解剖位置，由于家兔品种不同，个体的差异，常可发现 3 条神经的解剖位置有较大的变异。图 2-15-4 显示家兔减压神经的 5 种变异类型：A. 减压神经外侧位型，位于迷走神经之外侧；B. 减压神经两分支型（如图所示又有两种情况）；C. 减压迷走神经干型；D. 减压神经内侧位型，位于交感神经之内侧；E. 减压交感神经干型。由于这些变异类型的存在，在基本确定 3 条神经之后，可根据刺激神经时的瞳孔反应、耳血管网的数目和充血情况以及对血压的影响加以验证。

④ 动脉套管插入法

首先从耳缘静脉注入肝素溶液（300 单位 /kg 体重）以防凝血，而后在一侧动脉施行动脉插管术（图 2-15-5），方法如下：

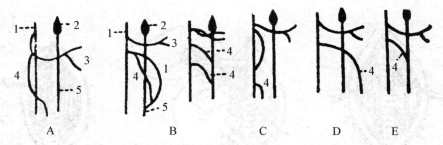

图 2-15-4　家兔减压神经的 5 种变异类型

A. 减压神经外侧位型；B. 减压神经两分支型；C. 减压迷走神经干型；D. 减压神经内侧位型；E. 减压交感神经干型。

1. 迷走神经；2. 上颈神经节；3. 上喉头神经；4. 减压神经；5. 交感神经

在分离出来的右侧颈总动脉的尽可能靠头端的远心端处，用丝线将动脉结扎。在颈总动脉的尽可能靠心的近心端处，用动脉夹夹住动脉。在两者之间另穿一线，打一活结（图2-15-5A）。用锐利的眼科剪在紧靠结扎处的稍后方的动脉上沿向心方向作一斜形切口，注意不可只剪开外膜，也切勿将整个动脉剪断，切口大小约为管径的一半。从切口处将准备好的动脉套管插入动脉管内，套管尖端用备用线固定于动脉管内，余线结扎于套管的侧管上，以防滑脱。注意套管应与血管方向一致，且套管要放置稳妥，防止扭转或动脉管壁被套管尖端刺破（图2-15-5B）。

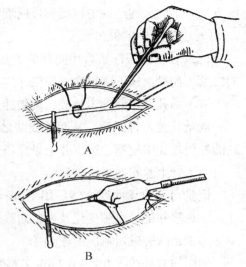

图2-15-5 动脉套管插入法

3. 实验观察

在实验装置准备妥当、手术完毕以后，慢慢放松动脉夹，即可见有少量血液自颈总动脉冲向动脉套管。然后慢慢取下止血钳，此时可见记录仪上血压波动的曲线，随后按以下实验项目进行观察。

（1）观察正常血压曲线

调节扫描速度与灵敏度，可以明显地观察到心室射血与主动脉回缩形成的压力变化与收缩压、舒张压的读数。有时可以观察到血压曲线随呼吸变化，心搏为一级波，呼吸波为二级波。然后将扫描速度调慢，观察正常血压曲线。

（2）轻轻提起对侧完好颈总动脉上的备用线，用动脉夹夹闭30 s（于夹闭前记录动脉通畅时的血压曲线），观察并记录血压变化。出现变化后即取下动脉夹，记录血压的恢复过程。

（3）记录对照血压曲线后，用手指按压下颌下方内侧的颈动脉窦，观察并记录血压变化。当血压明显下降时，停止按压，等待血压的恢复（如果血压升高，则说明按压的是血管，需换一个位置按压）。

（4）刺激主动脉神经

使刺激输出端连接保护电极，轻轻提起主动脉神经上的备用线，小心地将神经置于保护电极之上。记录对照血压曲线后，再用中等强度的连续电脉冲信号，用保护电极刺激神经10～20 s。血压出现明显下降时，停止刺激，并待血压恢复。若血压不下降，调整刺激强度或刺激频率再进行刺激。若任何刺激都无效，则说明该神经不是主动脉神经，需重新辨认后再进行实验。·

（5）分别刺激主动脉神经中枢端和外周端

主动脉神经进行双结扎后，从两扎线结之间剪断神经。记录对照血压，然后用相同的方法分别刺激神经的中枢端和外周端，观察并记录血压变化。

（6）刺激迷走神经

记录对照血压，然后用同样的方法刺激迷走神经，观察血压下降曲线与（4）的不同之处（如果血压下降很快、很低，应立即停止刺激）。

（7）结扎并剪断迷走神经，刺激迷走神经外周端和中枢端

双结扎迷走神经后，从两扎线结之间剪断神经。记录对照血压后，同法分别刺激神经的外周端和中枢端，观察并记录血压变化。

（8）肾上腺素对血压的影响

记录对照血压曲线，然后用 1 mL 注射器将 0.1～0.3 mL 肾上腺素溶液从耳缘静脉注入，观察并记录血压变化及恢复曲线。

（9）乙酰胆碱对血压的影响

相同的方法注入 0.1～0.2 mL 乙酰胆碱溶液，观察并记录注射前后血压变化。

本实验的实验参数参考值为：血压模式

采集频率	扫描速度	灵敏度	时间常数	滤波常数	50 Hz 陷波
800 Hz	500 ms/div	12 kPa	直流	30 Hz	关

4. 整理实验结果，并将实验结果填入下表。

表 2-15-1　家兔血压实验记录表　　　　　　　　　　　　　　　（mmHg）

	实验前血压对照	实验时血压变化极值	恢复稳定值
夹闭另一侧颈总动脉			
按压颈动脉窦			
刺激主动脉神经			
刺激主动脉神经中枢端			
刺激主动脉神经外周端			
刺激迷走神经			
刺激迷走神经外周端			
刺激迷走神经中枢端			
注入肾上腺素溶液			
注入乙酰胆碱溶液			

【注意事项】

1. 一项实验后，下一项实验须待血压基本恢复后再进行。

2. 随时注意动脉套管的位置，特别是动物挣扎时，避免因扭转而产生的血流阻塞或戳穿血管。

3. 随时注意动物麻醉情况，如长时间实验后，动物经常挣扎，可补注少量麻醉剂。

4. 深度麻醉可使外周血管扩张，冬季保温不好常引起动物死亡，因此应注意保温。

5. 一般凝血易发生在动脉套管的尖端，血液凝固后的处理方法：轻度凝血时，用止血钳夹住动脉套管远端的乳胶管，然后双手挤压管壁，将套管内的小血块压出即可。在凝血严重时，首先将动脉套管近心端的动脉用动脉夹夹住，剪开结扎线，再取下套管进行清洗。补注少量肝素溶液，然后再插入动脉套管。

【思考题】

1. 为什么血压传感器的位置必须与兔心在同一水平上？

2. 分析各项实验结果，说明血压正常及发生变化的机理。

3. 证明主动脉神经是传入神经的方法是什么。

4. 证明迷走神经外周端对心脏有调节作用的方法是什么。

5. 根据实验结果，说明神经、药物对心率与呼吸的影响。

【探究实验】

试设计实验，探究不同物质对家兔动脉血压的影响。

实验16 人体动脉血压的测定及其影响因素

【目的要求】

1. 学习并掌握人体间接测压法的原理和方法。

2. 观察在正常清况下，某些因素对动脉血压的影响。

【基本原理】

测定人体动脉血压最常用的方法是间接测压法，是使用血压计在动脉外加压，根据血管音的变化来测量动脉血压的。通常血液在血管内流动时并没有声音，但如给血管以压力而使血管变窄形成血液涡流时则可发生声音（血管音）。用压脉带在上臂给肱动脉加压，当外加压力超过动脉的收缩压时，动脉血流完全被阻断，此时用听诊器在肱动脉处听不到任何声音。如外加压力低于动脉内的收缩压而高于舒张压时，则心脏收缩时，动脉内有血流通过，舒张时则无，血液断续地通过血管，形成涡流而发出声音。当外加压力等于或小于舒张压时，则血管内的血流连续通过，所发出的音调突然降低或声音消失，故恰好可以完全阻断血流所必需的最小管外压力（即发生第一次声音时）相当于收缩压。在心舒张时有少许血流通过的最大管外压力（即音调突然降低时）相当于舒张压。

由前一实验可知，在正常情况下，人或哺乳动物的血压是通过神经和体液调节而保持其相对的稳定性。但是血压的稳定是动态的，是在不断地变化和调节中得到的，不是静止不变的。人体的体位、运动、呼吸以及温度等因素对血压均有一定影响。

【实验材料】

血压计、听诊器、冰水。

【方法与步骤】

1. 受试者脱左臂衣袖，静坐 5 min。

2. 将打气球上的螺丝松开，完全放出压脉带内的空气，最后扭紧螺丝。

3. 在左上臂固定脉压带，脉压带下缘在肘关节上 3 cm 左右处，确保其松紧程度适宜。令受试者将手掌心朝上，平放于桌面，并使压脉带与心脏处于同一水平。

4. 左手持听诊器的胸具置于肘窝上的动脉搏动处。注意：此时不可用力下压搏动处（图 2-16-1）。

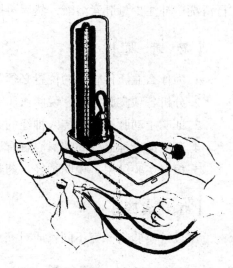

图 2-16-1　动脉血压测定

5. 听取血管音变化

右手持打气球，向压脉带打气加压，此时注意倾听声音变化，在声音消失后再加压 30 mmHg，然后扭开打气球之螺丝，缓慢放气过程中可听到血管音从无到有，由低到高，之后突然变低，最后完全消失的一系列变化。将打气球螺丝扭紧后继续打气加压，再听取声音变化 2～3 次。

6. 动脉血压的测量，重复上一步骤操作，同时注意检压计内水银柱和受试者血管音的变化。在放气减压时，表示收缩压的水银柱高度在第一次听到血管音时出现，表示舒张压的水银柱高度在血管音突然由高变低时出现。完成所有数值测定后，放尽压脉带内的空气，使其内压力降低至零。重复测压 2～3 次，记录测压均值（收缩压 / 舒张压 mmHg）。

7. 体位对血压的影响

体位改变导致重力对血液的影响发生变化，通过对血压的调节，保持适宜的器官血流量。

（1）令受试者仰卧于实验台上 5 min，随后测量其血压。

（2）令受试者维持立正姿势 15 min，每隔 5 min 测量一次血压。

8. 呼吸对血压的影响

（1）为压脉带打气加压后徐徐放气，在听见代表收缩压的血管音时，将打气球螺丝拧紧。此时先令受试者缓慢呼吸 1 min，随后立即进行血压测量。

（2）令受试者在深吸一口气之后尽可能地禁闭声门，对膈肌和腹肌施以适当的压力，迅速测量此状态下受试者的血压。

9. 运动对血压的影响

让受试者进行两组 1 min 30 次的原地蹲起运动。完成后立即坐下，在受试者血压恢复正常之前每隔 30 s 测量一次其血压并精确记录下测量的时间。根据实验数据画出血压恢复过程与时间的函数关系曲线，并记录变化最大的血压数值。

10. 冷刺激对血压的影响

受试者取坐位，测量其血压。令受试者的手浸入 4℃左右的冷水中至腕部以上。经 30～60 s 后测量血压。如果血压上升低于 22 mmHg，则说明受试者为反应低下者。

【注意事项】

1. 测压时须保持安静，确保听血管音时不受干扰。

2. 使用听诊器时，务必令接耳的弯曲端向前，使耳具的弯曲方向与外耳道一致。

3. 压脉带应与心脏处于同一水平高度，不宜绑过紧或过松。

4. 进行重复测压时，应先放尽压脉带内的空气，使带内压力降至零位，然后重新加压测量。

【思考题】

根据实验结果，分析影响动脉血压的因素有哪些。

【探究实验】

试设计实验，探究不同年龄、不同性别、不同情绪下人体动脉血压的区别。

【附】 电子血压计

人体动脉血压的测定除常规使用的血压计以外，尚有多种应用换能器来测定血压的装置，如今最常用的电子血压计测血压完全自动化，有臂式、腕式和指式。电子血压计测压的基本方法和原理与一般血压计大体相同，所不同的是用微音器代替听诊器检测血管音，再通过换能，将血管音转变为闪光、数字、报话等形式显示血压数值。无论血压计如何变化，都必须用水银检压计校对读数，换算为动脉的血压数值。

实验 17　人体心电图描记

【目的要求】

1. 学习心电图的观察记录方法和心电图波形的测量方法。
2. 了解正常人体常规心电图各波的波形及其生理意见。

【基本原理】

心脏在收缩之前，首先发生电位变化。心电变化由心脏的起搏点——窦房结开始，经特殊传导系统最后到达心室肌，引起肌肉的收缩。心脏犹如一个悬浮于容积导体中的发电机，其综合性电位变化可通过容积导体传播到人体的表面，并为体表电极所接受，经心电图机的放大和记录，成为心电图。心电图可以反映心脏内综合性电位变化的发生、传导和消失过程，但不能说明心脏收缩活动的变化。正常心电图包括 P、QRS 和 T 三个波形，它们的生理意义为：P 波：心房去极化；QRS 波群：心室去极化；T 波：心室复极化；P—R 间期：兴奋由心房至心室之间的传导时间。

【实验材料】

心电图机或 RM-6240C 生理实验系统、电极夹、诊断床、导电糊、酒精棉球。

【方法与步骤】

1. 受试者安静平卧，全身肌肉松弛。

2. 按要求将心电图机面板上各控制钮置于适当位置。在心电图机妥善接地后接通电源，预热 5 min。

3. 安放电极

把准备安放电极的部位先用酒精棉球脱脂，再涂上导电糊，以减小皮肤电阻。电极应安放在肌肉较少的部位，一般两臂应在腕关节上方（屈侧）约 3 cm 处，两腿应在小腿下段内踝上方约 3 cm 处。然后用绑带将电极扎上，务使电极与皮肤接触严紧，以防干扰与基线飘移。

4. 连接导联线

按照心电图机的使用说明正确连接导联线。头与身体相应各部位的电极可用颜色不同的导联线连接，上肢：左黄、右红；下肢：左绿、右黑；胸部白。常用胸部电极的位置有 6 个。

5. 调节基线

旋动基线调节钮，使基线位于适当位置。

6. 输入标准电压

打开输入开关，使热笔预热 10 min 后，重复按动 1 mV 定标电压按钮，再调节灵敏度（或增益）旋钮，标准方波上升边为 10 mm。开动记录开关，记下标准电压曲线。

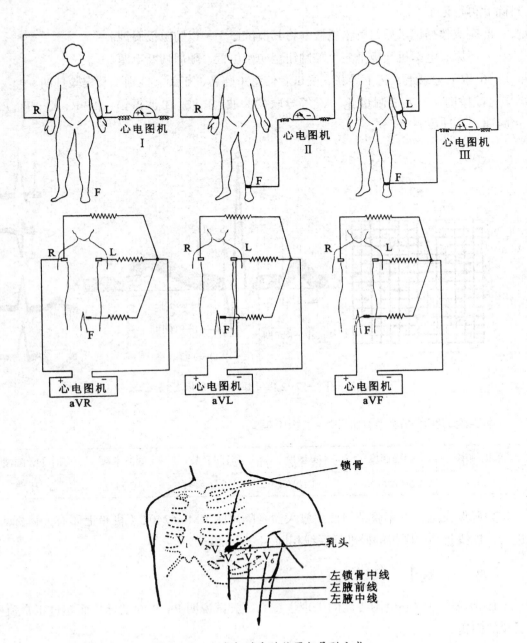

图 2-17-1 电极的安放位置与导联方式

V_1：胸骨右缘第四肋间；V_2：胸骨左缘第四肋间；V_3：V_2 与 V_4 连线的中点；V_4：左锁骨中线与第五肋间的交点；V_5：左腋前线与 V_4 同一水平；V_6：左腋中线与 V_4 同一水平

7. 记录心电图

旋动导联选择开关，依次记录Ⅰ、Ⅱ、Ⅲ、aVR、aVL、aVF、V_1、V_3、V_5等9个导联的心电图。注意：在变换导联时，必须先将输入开关关上，待变换后再打开。每换一导联，均须观察基线是否平稳及有无干扰。如基线不稳定或有干扰存在，须在调整或排除后再行记录。

8. 完成数据记录后，解松电极并将其清洗擦干，以防电极腐蚀。

9. 还原心电图机面板上各个控制钮至初始位置，随后切断电源。

10. 取下记录纸，记下导联、受试者信息（姓名、年龄、性别）及实验日期。

11. 按图2-17-2测量Ⅱ、V_5等导联的P波、R波、T波振幅，P—R，Q—T、R—R间期，并计算心率。

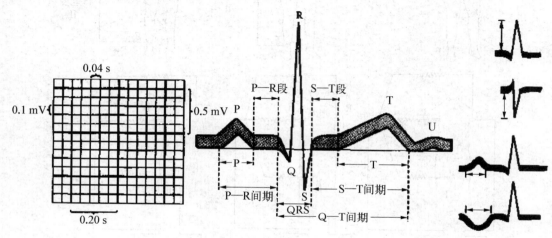

图 2-17-2　人体心电图分析

本实验的实验参数参考值为：生物电模式

采集频率	扫描速度	灵敏度	时间常数	滤波常数	50 Hz 陷波
4 kHz	200 ms/div	1 mV	0.2 s	100 Hz	开

为确保安全，本实验必须使用放大器全隔离的RM-6240C（机箱上印有人体标志）进行，连线与心电图机的标准导联线相同。

【思考题】

1. 请说明已学心电图各波的生理学意义。尝试说明P—R间期延长而超过正常值所反映的问题。

2. P—R间期和Q—T间期的正常值与心率存在何种关联？

3. R—R间期不等而超过一定数值时，心脏患了何种疾病？

【探究实验】

试设计实验，探究不同生理状态下人体的心电图区别，至少选择两种生理状态观察比较各个间期数值变化。

实验 18　实验动物心电图描记

【目的要求】

1. 学习描记几种动物心电图的技术方法。
2. 了解鱼类、两栖类和哺乳类等典型动物正常心电图的波形。

【基本原理】

在动物进化过程中，虽然心脏的结构和功能不断变化，逐渐完善，但心肌细胞的基本电活动却大同小异。整个心脏的综合性电变化也可通过动物体作为容积导体，传导到动物的体表，并输入到心电图机或计算机里，进行观察和记录。动物的心电图与人的心电图相似，基本包括 P 波、QRS 波群和 T 波。但由于某些动物心电图的 QRS 波群中，Q 波较小或缺失，在变温动物中，心率受温度或其他方面的影响较大。

【实验材料】

蟾蜍、黄鳝、小鼠、常用手术器械、心电图机（或计算机采集系统）、动物手术台、蛙板、针形电极（注射针头）、粗砂纸、分规。

【方法与步骤】

1. 动物的固定

本实验采用不麻醉的方法，进行正常心电图描记。根据不同动物的特点，采用不同的固定方法。

（1）黄鳝。将体表的黏液用纱布擦去，置于用粗砂纸铺垫的实验台上。动物由于失去了体表的黏液，又被置于粗糙的表面而丧失运动能力。

（2）蟾蜍。按图 2-1-1 将动物背位固定于蛙板上。开始时出现挣扎，故在固定后需安静 20 min 左右方可进行描记。

（3）小鼠。将小鼠背位固定于解剖台上，常规固定其头部和四肢，进行心电图描记。

2. 电极的安放

（1）黄鳝：以 4 个针形电极刺入黄鳝两侧中线皮下，其部位约在心脏的上下 5 cm 的两侧侧线上，距离越远，电压越低。如欲描记胸前导联心电图，可把电极插入心尖部皮下。

（2）蟾蜍：以针形电极刺入蟾蜍四肢皮下。描记胸前导联时，可将电极刺入心尖部皮下。

（3）小鼠：前肢的两个针形电极分别插入肘关节上部的前臂皮下，后肢的两个针形电极分别插入膝关节上部的大腿皮下。胸前导联可参照人体的相应部位安放，即 V_1：胸骨右缘第四肋间；V_2：胸骨左缘第四肋间；V_3：V_2 与 V_4 连线的中点；V_4：左锁骨中线与第五肋骨之间的交点；V_5：左腋前线与 V_4 同一水平；V_6：左腋中线与 V_4 同一水平。

3. 导联线的连接与仪器的安装

（1）如使用心电图机描记，可参看实验 17 连接导联线。以 5 种不同颜色的导联线插头分别与动物体的相应部位的针形电极连接起来。上肢：左黄、右红（黄鳝心脏上部的两电极相当于上肢部位，亦为左黄、右红）；下肢：左绿、右黑（黄鳝心脏下部的两电极）；胸前白。

（2）如不使用心电图机，使用计算机采集系统记录动物心电图，在计算机 ECG 输入接口上，连接好心电引导电极，并接通心电图通道。

4. 接通电源

按照要求将心电图机面板上各控制钮置于适当位置。在心电图机妥善接地后连通电源，预热 5 min。

5. 调节基线

旋动基线调节钮，使基线位于中间位置。

6. 确定走纸速度

一般为 25 mm/s。但某些动物心率过快时（如小鼠等），可将走纸变速开关拨至 50 mm/s。

7. 输入标准电压

打开输入开关，在笔预热 5 min 后，重复按动 1 mV 定标电压按钮，使笔向上移动 10 mm（蛙类）或 20 mm（黄鳝），开动记录开关，记下标准电压曲线。

8. 记录心电图

旋动导联选择开关，一次记录 Ⅰ、Ⅱ、Ⅲ、aVR、aVL 和 aVF 6 个导联的心电图。根据教师要求，如要描记胸导联心电图，可将导联选择开关拨至 V 处进行描记。每记录一个导联的心电图后，需在心电图纸上记下其导联。图 2-18-1 为 4 种动物的心电图记录。

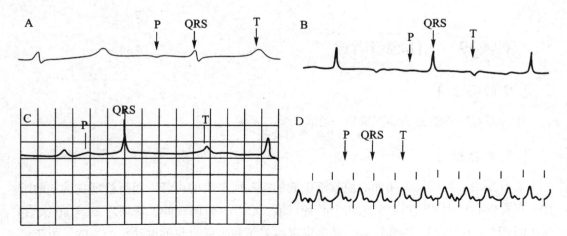

图 2-18-1 四种动物的心电图记录

A.黄鳝（1 mV=20 mm）；B.蟾蜍（1 mV=10 mm）；C.乌龟（1 mV=20 mm）；D.家兔（1 mV=10 mm）

9.记录后

记录完毕，取下针形电极。将心电图机面板上的各控制钮恢复到原位，最后切断电源，取下记录纸，记下实验动物、性别、室温及实验日期。

10.测量Ⅱ导联 P 波、QRS 波群、T 波振幅，P-R、R-R 和 Q-T 间期，并计算其心率。

【注意事项】

1.在清醒动物上进行心电图描记必须保证动物处于安静状态，否则动物挣扎，肌电干扰甚大。为此，在固定动物后必须让其稳定一段时间，而后描记心电图。

2.针形电极与导联连接必须紧密，如有松动将出现 50 Hz 干扰。

3.记录心电图过程中，每次变换导联时必须先将输入开关切断，待导联变换后再开启。每换一次导联，均必须观察基线是否平稳及有无干扰，如基线不稳或有干扰存在，须调整或排除后再作记录。

【思考题】

1.测量、分析各种动物的心电图。

2.比较人体与动物以及不同动物之间心电图的异同。

【探究实验】

试设计实验，探究不同生理状态下动物的心电图区别，至少选择两种生理状态，或两种动物进行对比。

实验 19　人体心音听诊

【目的要求】

学习心音听诊的方法，识别第一心音与第二心音。

【基本原理】

心音是由心脏瓣膜关闭和心肌收缩引起的振动所产生的声音。用听诊器在胸壁前听诊，在每一心动周期内可以听到两个心音。第一心音：音调较低（音频为 25～40 次/s）而历时较长（0.12 s），声音较响，是由房室瓣关闭和心室肌收缩振动所产生的。由于房室瓣的关闭与心室收缩开始几乎同时发生，因此第一心音是心室收缩的标志，其响度和性质变化，常可反映心室肌收缩强弱和房室瓣膜的机能状态。第二心音：声调较高（音频为 50 次/s）而历时较短（0.08 s），较清脆，主要是由半月瓣关闭产生振动造成的。由于半月瓣关闭与心室舒张开始几乎同时发生，因此第二心音是心室舒张的标志，其响度常可反映动脉压的高低。

【实验材料】

听诊器或心音放大器。

【方法与步骤】

1. 受试者安静端坐，胸部裸露。

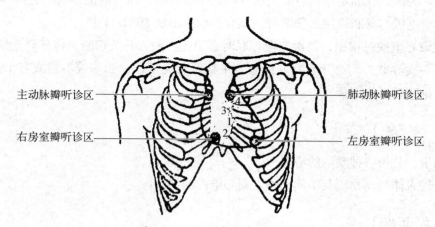

图 2-19-1　心音听诊区的位置

数字表示瓣膜所在位置：1. 左房室瓣；2. 右房室瓣；3. 主动脉瓣；4. 肺动脉瓣
左房室瓣听诊区：左侧第 5 肋间锁骨中线内侧；右房室瓣听诊区：胸骨下端稍偏右侧；主动脉瓣听诊区：胸骨右缘第 2 肋间；肺动脉瓣听诊区：胸骨左缘第 2 肋间

2. 检查者戴好听诊器，注意听诊器的耳具应与外耳道开口方向一致（向前）。以右手的食指、拇指和中指轻持听诊器胸端紧贴于受试者胸部皮肤上，依次由左房室瓣听诊区→主动脉瓣听诊区→肺动脉瓣听诊区→右房室瓣听诊区，仔细听取心音，注意区分两心音。

3. 如难以区分两个心音，可同时用手指触诊心尖搏动或颈动脉脉搏，此时出现的心音即为第一心音。然后再从心音音调高低、历时长短认真鉴别两心音的不同，直至准确识别为止。

【注意事项】

1. 实验室内必须保持安静，以利听诊。
2. 听诊器耳具应与外耳道方向一致。橡皮管不得交叉、扭结，切勿与他物摩擦，以免发生摩擦音影响听诊。

【思 考 题】

第一心音和第二心音是怎样形成的？它们有何临床意义？

【探究实验】

1. 试设计实验，探究受试者不同方式运动状态后心音区别。
2. 试设计实验，探究不同年龄或不同性别受试者的心音区别。

实验 20　兔减压神经放电

【目的要求】

观察减压神经传入冲动的发放特征以及动脉血压变动与减压神经传入冲动发放的相互关系，从而加深对减压反射的认识，并了解减压神经放电的引导记录方法。

【基本原理】

绝大多数哺乳类动物主动脉弓压力感受器的传入神经纤维参与迷走神经进入延髓，兔的主动脉弓压力感受器传入纤维自成一束，并且与颈交感神经干和迷走神经伴行，称为减压神经，其传入中枢的冲动可监控动脉血压的升降。动脉血压升高时其传入冲动增加，冲动到达心血管中枢后加强迷走中枢的紧张性，增多了由迷走神经传至心脏的冲动；同时，减弱心交感中枢和交感缩血管中枢的紧张。由心交感神经传至心脏，缩血管神经传至血管平滑肌的冲动减少，于是心搏减慢，血管舒张，外周阻力减小，从而保持较低水平的动脉血压。反之，动脉血压降低，其传入冲动减少或停止，从而减轻中枢的作用，动脉血压可再次升高。故减压反射是一种负反馈调节，维持动脉血压相对稳定是其生理意义。本实验将减压神经所引导出的冲动与血压换能器所记录到的颈总动脉血压的变化，同时输入生理记录仪观察，比较两者的关系。

【实验材料】

器材：RM-6240C、血压换能器、屏蔽导线、保护记录电极、手术器械、兔手术台、动脉套管、注射器（1 mL、5 mL、10 mL 各 1）。

药品：20% 氨基甲酸乙酯溶液、1∶10 000 去甲肾上腺素溶液、1∶10 000 乙酰胆碱溶液、生理盐水、液体石蜡。

动物：家兔。

【方法与步骤】

1. 仪器连接

连接实验装置，连接导线均应采用屏蔽线，并且不宜太长或相互缠绕打圈。

2. 动物麻醉与固定

用 20% 氨基甲酸乙酯溶液按 1 g/kg 体重剂量经耳缘静脉缓慢注入，麻醉深度一般以呼吸频率 25 次 /min 左右为宜，此时动物四肢瘫软，角膜反射消失。将麻醉动物仰卧位固定在兔手术台上，颈部需放正拉直，开亮手术台底部灯以保温。

3. 手术

剪去颈前部兔毛，在喉下正中部位切开皮肤约 10 cm，用止血钳纵向分离皮下组织，

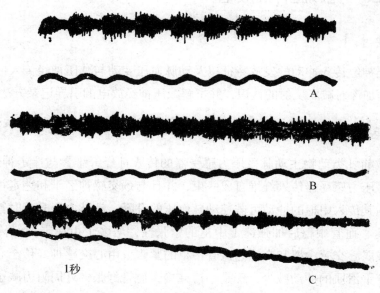

图 2-20-1　家兔减压神经放电与动脉血压的关系

暴露出右胸骨舌骨肌，再沿其正中分离，暴露出气管，在甲状软骨下约第三或第四环状软骨，水平作倒"T"切口，向肺方向插入气管套管后用棉线将其扎紧。

用拇指和食指将一侧切口皮肤和肌肉捏在一起向外翻，其余三指从皮肤外面略向上顶少许便可暴露出与气管并行的血管神经束，用一粗棉线轻拉颈总动脉，便可清楚地见到迷走神经，交感神经和减压神经位于一层结缔组织膜内，迷走神经最粗、规整、明亮；交感神经较细，光泽较暗；减压神经最细，多数位于迷走、交感神经之间并紧挨交感神经。认明减压神经后，用玻璃分针沿一段约 2 cm 神经束分离周围的结缔组织，慎勿损伤神经，然后挑起减压神经，在其下穿一根经过任氏液浸润的细线后轻轻提起，滴上加温石蜡（38～40℃），以防干燥而损伤神经。

4. 插颈总动脉套管

方法见实验 15（图 2-15-5）；此时若仪器已正常，便可旋动三通管，使颈总动脉套管与血压换能器相通，移去动脉夹。

5. 安放引导电极

用钩状保护电极将减压神经轻轻挑起（不要拉得太紧），与周围组织脱离接触。接地电极置于颈部皮肤切口，随仪器并联一点接地。

6. 观察项目

（1）先记录一段正常曲线，注意观察上线群集性的放电反应与下线血压的波动是否同步。每一次集发冲动发放持续时间多长？血压的正常值是多少？

（2）向耳缘静脉注射 1：10 000 去甲肾上腺素溶液 0.5 mL，观察（血压）上升过程中减压神经放电周期和电位幅度的变化及其相互关系。注意是否有放电集增加、声音加强加快，甚至融成一片的现象。

（3）待血压恢复后，向耳缘静脉注射 1：10 000 乙酰胆碱溶液 0.3 mL，观察血压与减压神经放电周期及幅度的变化。注意是否有放电集减少、声响变小、频率减慢的现象。

本实验的实验参数参考值为：一通道生物电模式、二通道血压模式

采集频率	扫描速度	灵敏度	时间常数	滤波常数	50 Hz 陷波
20 kHz	80 ms/div	50 μV	0.001 s	3 kHz	开
		12 kPa	直流	100 Hz	

【注意事项】

1. 减压神经的分离应准确，在确定减压神经之前，应保持血管神经束的自然位置关系，在结缔组织膜内寻找减压神经。

2. 引导电极要用铂或银丝（直径 0.2 mm）制成，两电极间距为 2 mm 左右，不可用铜丝，引导电极短路或断路，可突然出现交流干扰。

3. 要保证一点接地，要求所有接地线均经前置放大器中性点（接地点）一点与大地相通，以免多点接地形成大地环路带来干扰。

4. 麻醉不宜太浅，以免动物挣扎，产生肌电干扰和拉伤神经。

【思 考 题】

1. 实验所记录到的群集性减压神经放电时代表的血压叫一级波还是二级波？试说明之。

2. 以实验结果证明反射具有负反馈特征，说明其调节过程和意义。

【探 究 实 验】

试设计实验，探究不同因素对减压神经放电的影响。

实验 21　离体大鼠主动脉环实验

【目 的 要 求】

1. 学习离体器官组织灌流的方法。
2. 观察维拉帕米对电压门控钙通道的阻断作用。
3. 观察酚妥拉明对配体门控钙通道的阻断作用。

【基 本 原 理】

高浓度（0.06～0.1 mol/L）的 K^+ 可使血管平滑肌细胞去极化，促使电压门控钙通道开放，引起胞外钙离子内流，导致血管平滑肌收缩。电压门控钙通道阻断药可阻断高浓度 K^+ 的这一作用。

A 受体激动药（如苯肾上腺素）激动血管平滑肌 α 受体，促使配体门控钙通道开放，引起胞外钙离子内流而导致血管环收缩，α 受体阻断药可阻断此作用。逐渐递增 α 受体激动药的浓度，引起血管环出现剂量依赖性收缩，记录药物量效曲线。然后给予 α 受体阻断药，再重复上述实验，可使该量效曲线平衡右移，但最大效应不变，计算出 α 受体阻断药的拮抗参数（pA2）以确定该阻断药的阻断效价。

【实 验 材 料】

雄性 SD 大鼠，体重 250～280 g；麦氏浴槽，超级恒温水浴，温度计，张力换能器，RM-6240C 生理实验系统，100 μL、1 mL 移液器，3 mol/L 氯化钾溶液，10^{-5} mol/L 维拉帕米（Ver）溶液，10^{-4} mol/L 苯肾上腺素（PE）溶液，10 g/L 酚妥拉明（Phen）溶液，10^{-3} mol/L 乙酰胆碱（ACh）溶液，Kerbs 液，95% O_2+5% CO_2 混合气体。

【方法与步骤】

1. 实验系统连接和仪器参数设置

（1）实验装置连接

按图 2-21-1 连接装置。将张力换能器固定于微距调节器上，换能器输出线接微机生物信号采集处理系统的输入通道。麦氏浴槽中充以台氏液至固定水平面，调节超级恒温水浴的温度至 37℃，保证麦氏浴槽内 37±0.5℃ 恒温。通气管接气瓶（95% O_2+5% CO_2）管道。调节通气管气流量，通气速度以麦氏浴槽的气泡一个个逸出为宜。

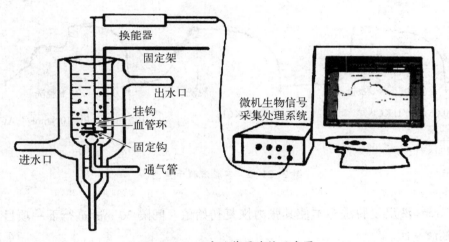

图 2-21-1　实验装置连接示意图

（2）仪器参数设置

RM-6240 系统仪器参数。

张力换能器输入通道模式为张力，时间常数为直流率 10 Hz，灵敏度 1.5 g，采样频率 100 Hz，扫描速度 25 s/div。

2. 标本制备

（1）击昏大鼠，剪开胸腔，迅速取出心脏及胸主动脉放入盛有 4℃ 的混合气体饱和的 Krebs 营养液的培养皿中，连续用混合气体充气。分离出主动脉，将血管内的残存血液冲洗干净，小心剥去外围的结缔组织，将主动脉弓以下的胸主动脉剪成 3 mm 长的动脉环数段备用。

（2）需要保存内皮的血管，动作应轻柔。如需无内皮的血管环，可用棉线穿入来回轻拉将血管内皮轻轻擦去。

（3）将固定杆上的不锈钢钩轻轻穿入血管环，并将另一连有细线的三角形不锈钢挂钩也轻轻穿入，将其固定悬挂于盛有 10 mL Krebs 液的麦氏浴槽内（图 2-21-1）。

（4）血管环的初始张力前 15 min 为 1 g，15 min 后调至 2 g，并以此张力平衡 45 min。每隔 15 min 换液一次。

（5）用终浓度 0.06 mol/L KCl 溶液（3 mol/KCl 200 μL）收缩血管环，待收缩稳定后用预热的 Krebs 液脱洗，反复冲洗直至张力恢复到初始值为止；重复加入同一浓度 KCl 溶液，连续 3 次，用 Krebs 液反复脱洗标本使其张力回复初始值。

（6）用 10^{-4} mol/L 苯肾上腺素溶液 100 μL（终浓度 10^{-6} mol/L）诱发血管收缩，达稳定后加入 10^{-3} mol/L 乙酰胆碱溶液 100 μL（终浓度 10^{-5} mol/L），观察血管的松弛效应是否超过 10%，如果超过 10% 则为内皮完整，否则为内皮受损或无内皮（图 2-21-2）。本实验用内皮受损或无内皮血管环。

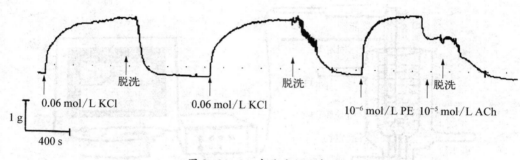

图 2-21-2　实验流程示意图

用 Krebs 液反复脱洗标本使其张力恢复初始值，间隔 30 min 进行下一项目，每隔 15 min 换液一次。

3. 观察项目

按以下顺序把药物加于浴槽中：

（1）加入 $10 \sim 5$ mol/L 维拉帕米溶液 200 μL，15 min 后再加入 3 mol/L 氯化钾溶液 200 μL。记录动脉环收缩，在收缩达高峰后用 Krebs 液反复脱洗标本使其张力回复初始值。

（2）加入 $10 \sim 4$ mol/L 苯肾上腺素溶液 100 μL，记录动脉环的收缩，在反应达高峰时用 Krebs 液反复脱洗标本使其张力回复初始值。

（3）20 min 后，加入 10 g/L 酚妥拉明溶液 100 μL，10 min 后再重复观察项目（2），记录动脉环的收缩。

（4）再加入 3 mol/L 氯化钾溶液 200 μL，观察并记录动脉环的收缩。

（5）把主动脉环取出，用滤纸吸去其表面水分，称重。

【思考题】

用苯肾上腺素诱发血管收缩后，加入乙酰胆碱。为什么内皮完整血管的松弛效应大，而内皮受损或无内皮血管环的松弛效应小？

【探究实验】

试设计实验，探究不同浓度市售降压药对血管松弛效应的影响，拟确定最适浓度范围。

实验 22 人体指脉图描记

【目的要求】

1. 学习记录指脉图的方法。
2. 了解心脉图与指脉图的相关性。
3. 观察某些因素对指脉图的影响。

【基本原理】

由于正常心脏收缩、舒张的周期性活动，推动了周身血液循环。在心动周期中，血流因心脏的活动产生周期性变化，外周血管也会出现相应的变化。这种变化可以通过换能器输入生理机能实验系统显示，称为指脉图。

【实验材料】

生理盐水、乙醇棉球、心电图导联线与电极夹、指脉传感器、生理机能实验系统。

【方法与步骤】

1. 开启生理机能实验系统，接通指脉传感器（张力信号）输入通道。
2. 受试者端坐，手心向上置于大腿上。将指脉传感器绕于示指指肚，调节松紧合适（不过紧、不滑脱）。
3. 检查生理机能实验系统接触良好后，接通心电图通道。按实验 17 安装电极的方法，为受试者装上电极，接通导联线，选择 II 导联输入。
4. 调节两个通道的信号增益，使心电图与指脉图清楚地显示出来。
5. 调节两个通道的扫描速度一致，观察心电图与指脉图的相关性（图 2-22-1）。

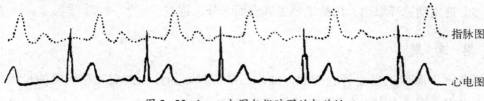

图 2-22-1　心电图与指脉图的相关性

6. 实验观察

（1）仔细观察指脉图有几个波，其形态有何不同。

（2）观察心电图与指脉图是否随呼吸节律而发生变化。

（3）记录正常指脉图与心电图后，让受试者做深呼吸，观察指脉图与心电图的变化。

（4）记录正常指脉图与心电图后，让受试者憋气（以不能忍受为度），观察图形变化。

【注意事项】

实验过程中，受试者不得活动装有传感器的食指，以免记录失真。

【思考题】

1. 指脉图与心电图有什么相关性？

2. 试对各项实验结果进行分析。

【探究实验】

试设计实验，探究受试者不同生理状态下指脉图的区别，至少选择三种不同状态。

第四节　呼　　吸

实验 23　家兔呼吸运动的调节

【目的要求】

1. 学习测定兔呼吸运动的方法。

2. 观察并分析肺牵张反射以及影响呼吸运动的各种因素。

3. 进一步掌握测定动脉血压的有关技术。

【基本原理】

人体及高等动物之所以能持续并有节律性地进行呼吸运动，是因为体内调节机制的存在。体内、体外的各种刺激可直接作用于中枢或不同的感受器，反射性地影响呼吸运动，从而适应机体代谢的需要。肺牵张反射是保证呼吸运动节律的机制之一。血液中 CO_2 分压的改变，通过对中枢性与外周性化学感受器的刺激及反射性调节，是保证血液中气体分压稳定的重要机制。

【实验材料】

兔、兔体手术台、常用手术器械、血压测定装置、RM-6240C 生理实验系统、张力换能器、刺激电极、止血钳、气管插管、注射器（20 mL 及 1 mL）、橡皮管（长 1 m，内径 0.7 cm）、20% 氨基甲酸乙酯溶液、生理盐水。

【方法与步骤】

急性实验时，记录呼吸运动的方法有两种，一种为通过与气管插管相连的玛利氏气鼓记录呼吸运动；另一种是通过张力换能器记录膈肌的运动。本实验采用后一种实验方法。

1. 将动物麻醉后，背位固定于手术台上。剪去颈部与剑突腹面的被毛，切开颈部皮肤，分离气管并插入气管插管。再分离出一侧颈总动脉与双侧迷走神经，穿线备用。

2. 剑突软骨分离术

切开胸骨下端剑突部位的皮肤，并沿腹白线再切开长约 2 cm 的切口。细心分离剑突表面的组织，并暴露剑突软骨与骨柄。用金冠剪剪断剑突骨柄。此时剑突软骨与胸骨完全分离。提起剑突，可见剑突随膈肌的收缩而自由运动。

3. 将缚有长线的金属钩钩于剑突中间部位，线的另一端通过换能器在 RM-6240C 上记录出明显的呼吸运动曲线。

4. 从颈总动脉插入动脉插管，并通过压力换能器记录动脉血压。

5. 观察项目

（1）开动记录仪，慢速记录正常的呼吸运动和血压曲线，注意分清吸气与呼气时记录笔移动的方向。

（2）增加无效腔对呼吸运动的影响

将长约 1 m、内径 0.7 cm 的橡皮管连于气管插管的一个侧管上，用止血钳夹闭另一侧管，使无效腔增加，观察并记录呼吸运动的改变，同时注意血压的变化。

（3）窒息对呼吸运动的影响

将气管插管的两个侧管同时夹闭，观察并记录呼吸运动的变化。待呼吸运动改变后，立即打开止血钳。

（4）肺牵张反射

在气管插管的一个侧管上，借细乳胶管连以 20 mL 的注射器。记录一段对照呼吸运动曲线之后，准确地于吸气之末，将注射器内约 20 mL 的空气迅速注入肺内，并在推注

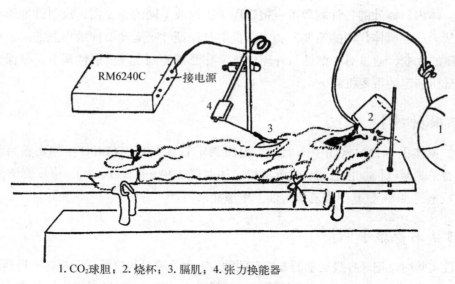

1. CO_2球胆；2. 烧杯；3. 膈肌；4. 张力换能器

图 2-23-1 实验装置连接示意图

空气的同时，夹闭气管插管的另一侧管。注意：在注入空气以后，呼吸运动暂时停止于何种状态，为什么？在呼吸运动恢复之后，于呼气之末，用注射器由肺内抽取气体，观察呼吸运动暂停于何种状态，为什么？

双结扎颈部一侧迷走神经后切断，观察并记录呼吸运动的变化。再切断另一侧，对比切断迷走神经前后呼吸频率与深度的变化。然后重复上述实验（向肺内注入空气与由肺内抽取气体），观察并记录呼吸运动是否改变，与迷走神经完整时有何异同？注意：分析哪些是肺牵张反射的效应，哪些属于机械因素引起的后果？如膈肌呼吸运动曲线的变化，除了由于膈肌的收缩和舒张所造成外，尚有向肺内推注空气与抽取气体所引起的膈肌的被动位移。

分别刺激迷走神经中枢端与外周端，观察并记录呼吸运动。注意是否都有变化，为什么？

【思考题】

1. 血液中 CO_2 增多或缺 O_2 时，呼吸运动有何改变，通过哪些途径改变？

2. 根据实验结果分析肺牵张反射，包括迷走神经吸气抑制反射与迷走神经吸气兴奋反射的反射途径以及对维持正常呼吸节律的意义。

3. 双侧切断迷走神经以后，呼吸运动的变化说明什么问题？

【探究实验】

试设计实验，探究动脉血压、心电和呼吸运动的关联变化。

实验 24 膈神经放电

【目的要求】

本实验用电生理仪器观察记录与吸气同步的膈神经群集性传出冲动，习惯上称膈神经放电。并以其为指标观察各种刺激对呼吸运动的影响，同时结合理论分析其作用途径。

【基本原理】

正常情况下的节律性呼吸运动以及在各种生理状态下呼吸运动所发生的适应性变化，都有赖于神经机制的调节作用。脊髓的呼吸运动神经元本身不产生呼吸运动，而是在延髓呼吸中枢产生的节律性冲动控制下发放冲动，经脊髓发出的膈神经及肋间神经传递至呼吸肌，从而形成周期性呼吸运动。体内外各种刺激可以直接作用于中枢，或通过不同的感受器反射性地影响呼吸运动。

【实验材料】

器材：RM-6240C，哺乳动物手术器械一套，兔手术台，引导电极及其固定器，广口保温瓶，张力换能器，试管、气管插管，注射器（20 mL、1 mL 各 1），装有 CO_2 的气囊，50 cm 长的橡皮管，纱布，线和医用石蜡油。

药品：20% 氨基甲酸乙酯溶液，尼可刹米针剂，生理盐水。

动物：兔。

【方法与步骤】

1. 连接仪器

连接 RM-6240C 与引导电极和张力换能器。

2. 麻醉和固定

用 20% 氨基甲酸乙酯溶液（1 g/kg）注入兔耳缘静脉，待动物麻醉后，将前肢于背部仰卧位固定于兔手术台上。

3. 手术

剪去颈部兔毛，自胸骨上端向颈部作一正中切口，长约 10 cm，用止血钳分离皮下组织，可看到近中央的胸锁乳突肌及其内的气管，正外侧有颈外静脉。继续用止血钳在颈外静脉和胸锁乳突肌之间向深处分离，直到气管边上，可看到较粗的臂丛神经，于臂丛神经内侧有一条较细的膈神经。膈神经的走向约在颈下 1/5 处与臂丛交叉，向内、向后行走。看清膈神经后，用玻璃分针将膈神经分离 1～2 cm，并在神经下穿一根生理盐水浸润的细线备用。用止血钳在正中分离气管，在气管下穿一棉线，于喉下剪开气管，插入气管插管，以棉线固定。并且分出两侧迷走神经，在每根迷走神经下各穿一线备用。

一侧颈部皮肤伤口接地，并用一止血钳夹住皮肤向外向上拉开、固定，形成一皮兜。在皮兜内近膈神经处滴入 38～40℃的液体石蜡保温，并防止神经干燥。用玻璃针将膈神经放到引导电极上，注意神经不可牵拉过紧，记录电极应悬空，不要触及周围组织。

4. 观察项目

（1）观察正常呼吸运动和膈神经放电的关系。

（2）吸入气中 CO_2 浓度增加对膈神经放电的影响：将装 CO_2 气囊上的橡皮管口与气管插管开口端相对，打开气囊上的螺丝夹，气囊加压，使 CO_2 冲入气管插管内，观察呼吸运动及膈神经放电的变化。

（3）增大呼吸无效腔对膈神经放电的影响：将气管插管的一端连接长约 50 cm 橡皮管，将另一端气管插管堵塞，使无效腔增大，观察其对呼吸运动及膈神经放电的影响。

（4）由兔耳缘静脉注入稀释的尼可刹米针剂 1 mL（含 50 mg），观察呼吸运动及膈神经放电的变化。

（5）切断迷走神经对呼吸的影响：先切断一侧迷走神经，观察呼吸运动及膈神经放电的变化；再切断另一侧迷走神经，对比观察切断迷走神经前后的呼吸频率和深度及膈神经放电的变化情况。

本实验的实验参数参考值为：生物电模式

采集频率	扫描速度	灵敏度	时间常数	滤波常数	50 Hz 陷波
20 kHz	160 ms/div	50 μV	0.001 s	3 kHz	开

【**操作要点**】

1. 熟练地调试仪器

将仪器装置好，接通电源并进行调试。然后将神经放置双极引导电极上记录其放电。

2. 准确地寻找兔膈神经

兔膈神经是由第 3～第 5 对颈神经腹支汇合而成的一条较细的神经，它行走于臂丛神经内侧，大约在颈下 1/3 处与臂丛交叉，从斜方肌的腹缘垂直进入胸腔，按前述方法先找到臂丛，然后辨清膈神经。

3. 在整个实验中保护好膈神经

（1）分离神经时要用尖端完整圆滑的玻璃针，切忌使用锐性器械，以防损伤神经。

（2）分离神经时要顺其行走方向，遇到分支应结扎剪断，不可撕断，不可牵拉过度。

（3）分离出的神经应常滴加温热生理盐水，并做一皮兜注入 38～40℃的液体石蜡浸没神经，起到保温、绝缘和防止神经干燥的作用，从而保护神经的兴奋性。

（4）将神经放置在引导电极上时，要先把引导电极支架固定好，调节引导电极于合适位置，然后用玻璃针轻轻挑起神经，挂在引导电极上。同时注意神经不可牵拉过紧，并一定要浸没在液体石蜡中。

4. 兔膈神经放电的特性

膈神经放电是自发地与吸气同步而有规则地群集性放电，其电位幅度100～200 μV。在吸气开始时，膈神经放电呈现以一定的基础频率突然开始随吸气过程放电的频率上升而逐渐增加，复合动作电位的幅度亦略增加，至吸气末期放电骤减至中断。

【注意事项】

1. 动物麻醉不宜过浅，以免动物动弹产生肌电干扰。

2. 接地要良好，接地线应接在专用地线上。并保证一点接地，以免形成大地环路带来的干扰。

3. 引导电极要用铂或银丝（直径 0.2 mm）制成，两电极间距为 2 mm 左右。引导电极不可触及周围组织。引导电极短路或断路可突然出现交流干扰。

4. 神经必须与引导电极密切接触，但不可牵拉过紧。引导电极若与神经接触不良或脱空，可突然出现干扰。

【思考题】

1. 膈神经放电能否反映呼吸运动的大小和频率？

2. 为什么呼气时膈神经不放电？

第五节　消　化

实验 25　离体肠段平滑肌的生理特性

【目的要求】

1. 了解哺乳动物离体肠段的一般生理特性。

2. 学习离体器官灌流的实验方法。

【基本原理】

哺乳动物消化管平滑肌一方面具有组织共有的特性，如兴奋性、传导性和收缩性等。另外，消化管平滑肌有其特点，即收缩缓慢，兴奋较低，具有紧张性，富含伸展性，自动节律性，对化学、温度和机械牵张刺激较敏感等。以上特性可维持消化管内一定压力，保持胃肠道一定的形态和位置，适合消化管内容物的理化变化，在体内受中枢神经系统的体液因素的调节。将离体组织器官置于模拟体内环境的溶液中，离体组织器官可在一定时间内保持其功能。本实验以台氏液做灌流液，在体外观察并记录动物离体肠段的一般生理特性。

【实验材料】

兔（大白鼠或小鼠）、平滑肌离体灌流恒温装置、常用手术器械、自动控温仪、RM-6240C、张力换能器、温度计、铁支架、O_2、棉线、缝针、培养皿、台氏液、肾上腺素溶液（1：10 000）、乙酰胆碱溶液（1：10 000）、0.5 mg/mL 阿托品溶液、0.01% 磷酸组织胺溶液、1 mol/L NaOH 溶液、1 mol/L HCl 溶液、1% $BaCl_2$ 溶液。

【方法与步骤】

1. 平滑肌离体灌流恒温装置包括供应营养液和 O_2、保持恒温及记录平滑肌活动等三部分。营养液和 O_2 分别由贮液瓶和氧气瓶经橡皮管由营养管送入，营养管内温度由恒温水浴连接自动控温仪维持。记录部分用张力换能器和 RM-6240C。

2. 水浴里的水恒温 37℃，营养管内充满台氏液。要不断供应 O_2，可调节套在连接氧气瓶橡皮管上的螺旋夹，控制气流速度，使气泡一个一个地进入台氏液中。

3. 用铁锤击兔或大白鼠的头部，昏迷后，立即剖开腹腔，取出十二指肠至结肠间的肠段，剪成约 3～4 cm 小段，放入室温台氏液内轻轻冲洗，以除去肠的内容物。边洗边通入 O_2，把肠段夹入另一盛有新鲜台氏液的培养皿内，继续通 O_2 备用。

4. 营养管内的溶液保持 37℃，然后取出一小段肠，用缝针将肠的一端穿线结扎（只结扎半边肠腔）。结扎线系于张力换能器上，肠的另一端则穿入一不锈钢的 S 形小钩，把小钩系于营养管底部的半月形弯钩上，使肠段完全浸浴在台氏液中，并立即通入 O_2。调节换能器的灵敏度后，让肠段稳定 20 min，便可以描记其活动曲线。

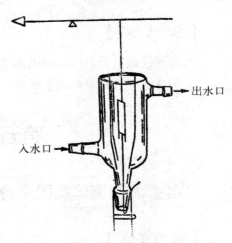
出水口

入水口

图 2-25-1 离体肠管活动描记装置

5. 观察记录

（1）记录对照肠段运动曲线后，停止供气 1 min 并记录曲线变化，观察肠段的紧张度变化，当紧张度出现明显变化后立即恢复供气。用新鲜 37℃台氏液冲洗，使其恢复正常（此过程注意做好标记）。

（2）记录对照肠段运动曲线后，加入 25℃台氏液，并记录曲线变化。同时观察肠段的紧张度变化。当紧张度出现明显变化后，同法立即用新鲜的 37℃台氏液冲洗，使其恢复正常。

（3）同法，加入 45℃台氏液并记录曲线变化，同时观察肠段紧张度变化。当出现明显变化后，立即用新鲜的 37℃台氏液冲洗，使其恢复正常。

（4）同法，加入 2 滴肾上腺素溶液（1∶10 000），观察并记录曲线变化。

（5）同法，加入 1～2 滴乙酰胆碱溶液（1∶10 000），观察并记录曲线变化。

（6）加入 3 滴阿托品溶液后立即加入与（5）同样剂量的乙酰胆碱溶液，记录曲线。

本实验的实验参数参考值为：张力模式

采集频率	扫描速度	灵敏度	时间常数	滤波常数	50 Hz 陷波
400 Hz	2 s/div	1.5 g	直流	10 Hz	开

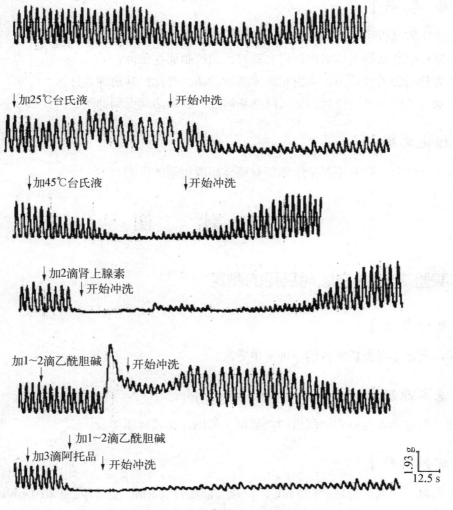

图 2-25-2　几种因素对离体肠段活动的影响

【注意事项】

1. 为避免麻醉剂对小肠活动的影响，所以要用铁锤猛击兔或大白鼠的头部，使之迅速昏迷后即取出小肠段。

2. 快速游离并取出肠段，取兔肠及兔肠穿线时，尽可能不用手指或金属触及。为了保持离体肠段的特性，可用预冷充氧的营养液，游离肠段及穿线在预冷的营养液中进行，实验中要通气。

3. 加药前必须提前准备好更换用的 37℃台氏液。上述药物剂量只是参考，根据实际情况可增加或减少药物剂量。每次加药出现效果后，必须立即更换浴槽内的台氏液冲洗 3 次，待肠肌恢复正常活动后再观察下一项目，实验过程中槽内台氏液要保持一定高度。

【思 考 题】

1. 本实验是否可用麻醉的动物的肠段？为什么？
2. 进行哺乳动物离体组织器官实验时，须控制那些条件？
3. 为什么加入各种药物会引起离体肠段活动的变化？其机理是什么？
4. 加入乙酰胆碱溶液后再加入阿托品溶液，肠段活动受到抑制，为什么？

【探究实验】

试设计实验，探究不同浓度酒精对离体肠段运动的影响。

第六节　代　　谢

实验 26　大白鼠耗氧量的测定

【目的要求】

学习测定小动物耗氧量的一种简单方法。

【基本原理】

通过测定动物在一定时间内的耗氧量，可以计算其代谢率。

【实验材料】

大白鼠、胶塞、棉球、500 mL 广口瓶、温度计、5 mL 注射器、2×10 cm 试管（底开口）、10% KOH 溶液、水检压计、甲基蓝溶液。

【方法与步骤】

安装测定小动物耗氧量的简单装置。

1. 测定耗氧量的装置

主要为一个 500 mL 的广口瓶，瓶盖为胶塞，其上钻有 3 个小孔：一个插 50℃的温度计，以测量瓶中的气温；一个与水检压计相连，以测量瓶中的气压；另一个则插入一支底部开口的试管，开口的边缘向内翻，放一小块浸透 KOH 溶液的棉球，以吸收动物呼出的 CO_2。

试管上端盖上胶塞，其中也钻一小孔，插入 5 mL 注射器。测定开始时，胶塞周围涂一薄层液体石蜡，以防漏气。水检压计的水柱应放至 0 刻度，水中可加少量甲基蓝溶液，以便读数。

2. 用注射器向广口瓶内推入 5 mL 空气，使水检压计的水柱上升。静置数分钟后，如水柱液面稳定，表示装置密封良好，可进行测定。

3. 把大白鼠放入广口瓶内，塞紧胶塞，待 3～5 min，让动物适应测定环境和使瓶内的温度稳定，并记录瓶内的温度。

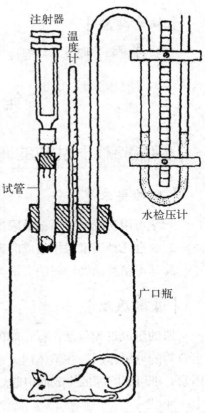

图 2-26-1 实验装置示意图

4. 测定时使注射器的管芯保持在 0 位，并记录水检压计上水柱液面的读数，然后向广口瓶内注入 5 mL 空气，使水检压计的水柱升高，当大白鼠在瓶内进行呼吸耗氧时，装置内气体容积减少，则水检压计的水柱液面缓慢下降。记录消耗 1 mL O_2 所需的时间。重复测定 2～3 次，取其较稳定的数值计算大白鼠的耗氧率。

【注意事项】

1. 整个系统的活塞要盖牢。确保不漏气。

2. 注射 5 mL 空气入广口瓶内时，水检压计中上升的液面要维持恒定，如果液面自动迅速下降，则是漏气，并非大白鼠呼吸造成的。

【思考题】

1. 能量代谢受哪些因素影响？

2. 利用耗氧量怎样计算代谢率？计算所得实验结果可否作为基础代谢率？

【探究实验】

试设计实验，探究不同温度下大白鼠耗氧量的变化。

第七节 排 泄

实验 27 尿生成的调节

【目的要求】

1. 学习用膀胱插管法记录尿量的方法。
2. 观察几种因素对尿生成的影响。
3. 学习膀胱插管导尿法，掌握尿量记录实验方法，观察几种因素对尿生成的影响。

【基本原理】

尿的生成过程包括：肾小球的过滤作用；肾小管与集合管的重吸收作用；肾小管与集合管的分泌作用。在整体内，这 3 个过程往往受到生理性的调节。凡影响这些过程的因素，都可影响尿的生成而引起尿量的改变。

【实验材料】

家兔、手术台、常用手术器械、RM-6240C 和血压换能器、保护电极、动脉插管和膀胱插管（或细塑料管）、小漏斗、刻度试管、2 mL 及 20 mL 注射器、20% 氨基甲酸乙酯溶液、20% 葡萄糖注射液、肝素生理盐水溶液（100 单位 /mL）、生理盐水、10% Na_2SO_4 溶液、肾上腺素溶液（1:10 000）、垂体后叶素溶液（5 单位 /mL）。

【方法与步骤】

1. 取家兔一只，用 20% 氨基甲酸乙酯溶液（1 g/kg 体重）耳缘静脉注射，麻醉后，背位固定于手术台上，剪去颈部和下腹部的被毛。在颈部正中线切开皮肤，先分离出气管，插气管插管；再分离左侧颈总动脉和右侧迷走神经。在其下面各穿两根线备用。手术完毕后，用蘸温热生理盐水的纱布覆盖创面。

2. 在下腹部正中线作长约 4 cm 的皮肤切口，沿腹白线切开腹壁，用手轻轻将膀胱移出腹腔外蘸温热生理盐水的纱布垫上，便可以进行插管。

3. 插管的方法有两种

（1）膀胱插管导尿

插管前应先认清膀胱和输尿管的解剖部位。用线结扎膀胱颈部，以阻断同尿道的通路。然后在膀胱顶部选择血管较少处，作一直径约 1.5 cm 的荷包缝合，在其中央沿纵向剪一小切口，插入膀胱插管（或膀胱漏斗）。把切口周围的缝线拉紧，结扎固定。插管口最好正对输尿管在膀胱的入口处，但不要紧贴膀胱后壁而堵塞输尿管。膀胱插管的另一端则用导管连接至记滴器或刻度试管，记录尿流量。手术完毕后，用温热的生理盐水纱布覆盖腹部创口。

（2）输尿管插管导尿

认清输尿管进入膀胱背侧部位后，细心地分离出一侧输尿管。先在靠近膀胱处穿线结扎，再在离此结扎线约 2 cm 处穿一条线，用眼科剪在管壁上剪一斜向肾侧的小切口，插入充满生理盐水的细塑料管，用缚线结扎固定。将此导尿的塑料管连接至记滴装置，通过 RM-6240B/C 记录尿流量（滴 /min）。如果不用记录仪，也可将导尿塑料管连接小漏斗及刻度试管，直接计算尿流量（mL/min）。

4. 记录血压

在左颈动脉插入充满抗凝剂（柠檬酸钠溶液或肝素生理盐水）的动脉插管，记录血压。手术完毕后，于耳缘静脉补充生理盐水以维持正常的尿流量。

5. 实验观察

待尿流量和血压稳定后，即可进行下列各项实验观察。每项实验开始时，都应先记录一段尿量和血压曲线作为对照，然后进行注射或刺激。

（1）记录较稳定的血压与尿量后，由耳缘静脉注射温热（38℃）的生理盐水 30 mL，观察血压和尿量的变化。

（2）待血压、尿量平稳后，自耳缘静脉注射 1:10 000 肾上腺素溶液 0.2～0.3 mL，观察其变化。

（3）待血压、尿量平稳后，自耳缘静脉注射 20% 葡萄糖液 15 mL，观察其变化。

（4）待血压、尿量平稳后，刺激右侧迷走神经（串单刺激：强度 10 V，波宽 1 ms，波间隔 20 ms，脉冲数 50），观察其变化。

（5）待血压、尿量平稳后，自耳缘静脉注射 10% Na_2SO_4 溶液 4 mL，观察其变化。

（6）待血压、尿量平稳后，自耳缘静脉注射垂体后叶素溶液 2 单位，观察和记录其变化 20 min。

将上述实验结果填入表 2-27-1。

表 2-27-1　不同因素对家兔动脉血压、尿量的影响

影响因素	尿量（滴 /min）		变化率（%）	血压（mmHg）		变化率（%）
	对照	实验		对照	实验	
生理盐水						
肾上腺素溶液						

续表

影响因素	尿量（滴/min）		变化率（%）	血压（mmHg）		变化率（%）
	对照	实验		对照	实验	
20% 葡萄糖液						
刺激迷走神经						
10% Na_2SO_4 溶液						
垂体后叶素溶液						

【注意事项】

1. 实验前给兔多喂青菜，或用导尿管向兔胃中灌入 40～50 mL 清水，以增加其基础尿流量。

2. 实验中需多次进行耳缘静脉注射，注射时应从耳缘静脉远端开始，逐步移近耳根。手术的创口不宜过大，防止动物的体温下降，影响实验。

3. 输尿管手术的难度较大，应注意防止导管被血凝块堵塞，或被扭曲而阻断尿液的流通。

【思考题】

1. 从表 2-27-1 所记录各项实验中尿量和血压等变化，试分析出现这些变化的机制。

2. 为什么注射垂体后叶素溶液后，观察反应的时间应长些？试从观察结果分析其抗利尿作用和缩血管作用。

【探究实验】

试设计实验，探究不同浓度咖啡对尿生成的影响。

第八节　中枢神经系统

实验28　反射时的测定与反射弧的分析

【目的要求】

1. 学习测定反射时的方法。

2. 了解反射弧的组成。

【基本原理】

从皮肤接受刺激至机体出现反应的时间为反射时。反射时是反射通过反射弧所用的时间，完整的反射弧则是反射的结构基础。反射弧的任何一部分缺损，原有的反射不再出现。由于脊髓的机能比较简单，所以常选用只毁脑的动物（如脊蛙或脊蟾蜍）为实验材料，以利于观察和分析。

【实验材料】

蟾蜍或蛙、常用手术器械、支架、蛙嘴夹、蛙板、小滤纸片、棉花、秒表、纱布、0.5%及1%硫酸溶液、蛙腿夹、小烧杯、小玻璃皿（2个）、2%普鲁卡因溶液、水。

【方法与步骤】

1. 取一只蟾蜍或蛙，只毁脑称脊蛙或脊蟾蜍，腹位固定于蛙板上。剪开右侧股部皮肤，分离出坐骨神经穿线备用。

2. 取下蛙腿夹，用蛙嘴夹夹住脊蟾蜍下颌，悬挂于支架上。将蟾蜍右后肢的最长趾浸入0.5%硫酸溶液中2～3 mm（浸入时间最长不超过10 s），立即记下时间（以秒计算）。当出现屈反射时，则停止计时，此为屈反射时。立即用清水冲洗受刺激的皮肤并用纱布擦干。重复测定屈反射时3次，求出均值作为右后肢最长趾的反射时。用同样方法测定左后肢最长趾的反射时。

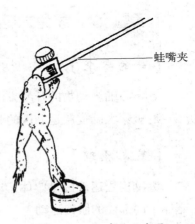

蛙嘴夹

图2-28-1 实验示意图

3. 用手术剪自右后肢最长趾基部环切皮肤，然后再用手术镊剥净长趾上的皮肤。用硫酸溶液刺激去皮的长趾，记录结果。

4. 改换右后肢有皮肤的趾，将其浸入硫酸溶液中，测定反射时，记录结果。

5. 取一浸有1%硫酸溶液的滤纸片，贴于蟾蜍右侧背部或腹部，记录擦或抓反射的反射时。

6. 用一细棉条包住分离出的坐骨神经，在细棉条上滴几滴2%普鲁卡因溶液后，每隔2 min重复步骤4（记录加药时间）。

7. 当屈反射刚刚不能出现时（记录时间），立即重复步骤5。每隔2 min重复一次步骤5，直到擦或抓反射不再出现为止（记录时间）。记录加药至屈反射消失的时间及加药至擦或抓反射消失的时间，并记录反射时的变化。

8. 将左侧后肢最长趾再次浸入0.5%硫酸溶液中（条件不变）记录反射时有无变化。毁坏脊髓后再重复实验，记录结果。

【注意事项】

1. 每次实验时，要使皮肤接触硫酸溶液的面积不变，以保持相同的刺激强度。

2. 刺激后要立即洗去硫酸溶液，以免损伤皮肤。

【思 考 题】

以实验结果为根据，以严密的逻辑推理方式说明反射弧的几个组成部分。

【探究实验】

试设计实验，探究用其他方法证明反射弧的几个组成部分。

实验 29　家兔大脑皮层刺激效应

【目的要求】

1. 学习哺乳动物的开颅方法。
2. 观察大脑皮层运动区的刺激效应。

【基本原理】

大脑皮层运动区是躯体运动机能的最高级中枢，电刺激该区的不同部位，可以引起躯体不同部位的肌肉运动。

【实验材料】

家兔、常用手术器械、咬骨钳、骨钻、止血钳、剪毛剪、计算机采集系统、银丝电极（双电极）、突体手术台、石蜡油、20% 氨基甲酸乙酯溶液、棉球、温热生理盐水。

【方法与步骤】

1. 取一只家兔，耳缘静脉注射氨基甲酸乙酯溶液（1 g/kg 体重），将其麻醉后腹位固定于手术台上。剪毛剪将头顶部被毛剪去，再用手术刀由眉骨至枕骨部纵向切开皮肤，沿中线切开骨膜。用手术刀柄自切口处向两侧剖开骨膜，暴露额骨和顶骨（图2-29-1）。用骨钻在一侧的顶骨上开孔（勿伤及脑组织）后，将咬骨钳小心伸入孔内，自孔处向四周咬骨以扩展创口。向前开颅至额骨前部，向后开至顶骨后部及人字缝之前（切勿掀动人字缝之前的顶骨，以免出血不止）。按图2-29-1的开颅区域，暴露双侧大脑半球。

2. 用眼科剪小心剪开脑膜，暴露脑组织。将温热生理盐水浸湿的薄棉片盖在裸露的大脑皮层上（或滴几滴石蜡油）防止干燥。

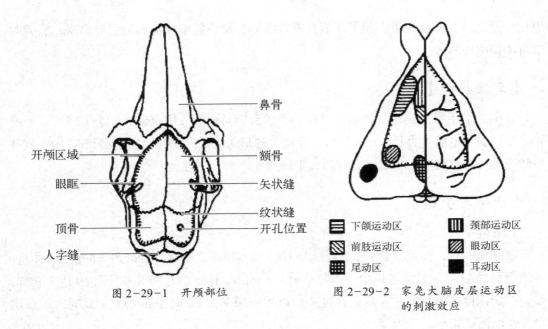

图 2-29-1 开颅部位

图 2-29-2 家兔大脑皮层运动区
的刺激效应

左图标注（从上到下）：鼻骨、开颅区域、眼眶、顶骨、人字缝、额骨、矢状缝、纹状缝、开孔位置

右图图例：
下颌运动区　颈部运动区
前肢运动区　眼动区
尾动区　耳动区

3. 放松动物四肢，用棉球吸干脑表面的液体。将无关电极固定在头部切开的皮肤上，先用刺激电极接触皮下肌肉，调节刺激强度。以引起肌肉收缩的最小刺激强度及 25～30 Hz 的频率刺激大脑皮层的不同区域，观察躯体肌肉活动的反应。绘出大脑半球背面的轮廓图，标出躯体肌肉运动的代表区域（图 2-29-2）。

【思考题】

根据实验结果，说明大脑皮层运动区的机能特征。

实验 30　家兔大脑皮层诱发电位的引导

【目的要求】

1. 学习记录大脑皮层诱发电位的方法。
2. 观察大脑皮层诱发电位的波形。

【基本原理】

大脑皮层诱发电位是指感觉传入系统受到刺激时，在大脑皮层上某一局限区域所引导的电位变化。本实验是以适当的电刺激作用于左前肢的浅桡神经，在右侧大脑皮层的感觉区引导家兔的诱发电位。用这种方法可以确定动物的大脑皮层感觉区，在研究大脑皮层机能定位上起着重要作用。由于大脑皮层随时都存在自发电活动，诱发电位经常出现在自发电活动的背景上。为了压低自发电活动，使诱发电位清晰地引导出来，实验时常将动物深度麻醉。

【实验材料】

家兔、常用手术器械、骨钻、骨钳、手术台、马蹄形头固定器、RM-6240C、屏蔽箱、皮层引导电极（直径 1 mm 银丝，顶端呈球形）、保护电极、1% 氯醛糖与 10% 氨基甲酸乙酯混合麻醉剂、骨蜡、石蜡油、生理盐水。

【方法与步骤】

1. 麻醉

取家兔一只，称重，以 1% 氯醛糖与 10% 氨基甲酸乙酯混合麻醉剂（5 mL/kg 体重）耳缘静脉注射。在实验过程中，以每小时 0.5 mL/kg 体重的维持量皮下注射补充麻醉，维持一定深度的麻醉水平。麻醉深度一般以呼吸频率为 20 次/min 为宜。此时大脑皮层自发性电活动较小。

2. 动物的固定

在左、右两颧骨突处剪毛后作一小切口，分离骨膜，用骨钻在颧骨突上钻一小孔。将家兔俯卧位，用马蹄形头固定器两侧的尖头金属棒分别嵌入左、右两侧的小孔内。将固定器前方的金属棒尖端插在两上门齿的齿缝之间。三点固定稳妥后，旋紧螺旋。此时家兔头部处于水平位置并略高于躯干部。

3. 浅桡神经的分离

在左前肢肘部桡侧剪毛，切开皮肤，寻找分离浅桡神经约 3 cm，用沾有温热石蜡油（38℃）的药棉包裹保护之，并将皮肤切口关闭备用。

4. 暴露大脑皮层

按实验 29 的方法开颅，暴露大脑半球。

5. 仪器的连接

大脑皮层引导电极与 RM-6240C 输入端连接，刺激电极连接刺激输出端。

6. 将引导电极置于大脑皮层右侧的前肢—感觉区。无关电极夹于头皮切口边缘，动物需另外接地。

7. 调节 RM-6240B/C 呈连续扫描状态，观察大脑皮层的自发电活动。

8. 调节扫描方式为与刺激器同步触发扫描。以单个脉冲刺激浅桡神经，可见同侧肢体轻微抖动，并在荧光屏上出现刺激伪迹。逐渐增加刺激强度，可在伪迹后观察到诱发电位。仔细调整引导电极在大脑皮层表面的位置，逐点探测，引导出振幅较大的诱发电位。注意观察诱发电位的潜伏期、主反应与后发放的时程，以及主反应的相位与振幅。

本实验的实验参数参考值为：生物电模式

采集频率	扫描速度	灵敏度	时间常数	滤波常数	50 Hz 陷波
20 kHz	10 ms/div	500 μV	0.02 s	100 Hz	开

刺激方式为单刺激，波宽 0.2 ms，强度 7.5 V，延时 20 ms。

实验时观察到自发电位，即可将刺激器置于同步触发方式，并选择叠加平均，此时每刺激一次，即出现一幅图像，经若干次刺激，噪声逐步减小。也可在此模式下点击刺激器的自动按钮，此时系统自动进行最多 50 次叠加平均处理，一旦中途观察到图像质量达到要求，可点击停止键停止。

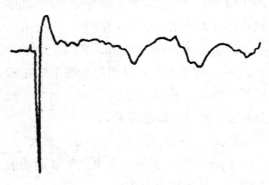

图 2-30-1 家兔大脑皮层诱发电位

上线：诱发电位，每一个向上的小波为刺激伪迹，间隔 10 ms 后出现先正后负的主反应，再间隔约 100 ms，相继出现正相波动的后发放。下线：时间标记，50 ms。

【注意事项】

1. 实验需在屏蔽室或屏蔽箱内进行，以防干扰。

2. 大脑皮层诱发电位对温度十分敏感，在剪开脑膜后，要经常更换温热石蜡油。

3. 大脑皮层引导电极以轻触大脑皮层为佳，不可过分压迫大脑皮层，以免影响观察。

【思考题】

1. 大脑皮层诱发电位包括哪些波形成分？

2. 大脑皮层诱发电位是怎样产生的？躯体感觉系统的传入通路如何？

实验 31 人体脑电图的描记

【目的要求】

1. 学习人体脑电图的记录方法。

2. 了解正常脑电图波形。

3. 观察不同思维活动对脑电图的影响。

【基本原理】

将人脑的电活动经过头皮电极引导、放大并显示或记录下来的图形，称为脑电图（EEG）。根据频率（周/s 或 Hz）将脑波进行分类（图 2-31-1）：

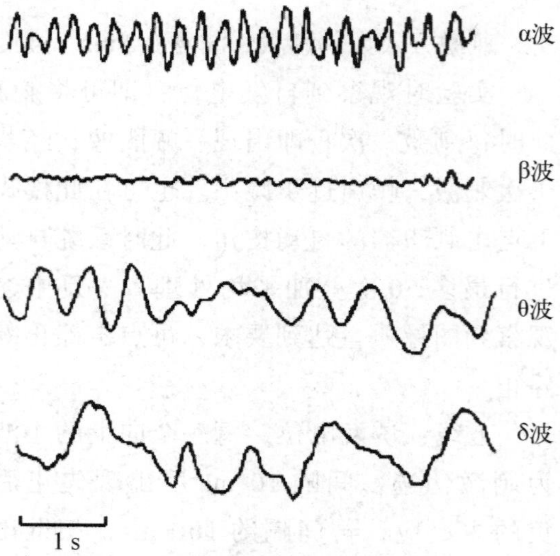

α波：频率 8～13 Hz，波幅为 10～100 μV，是成年人安静闭目状态下的正常波形，在顶、枕两区 α 活动最为明显，数量最多，而且波幅也最高。

β波：频率为 14～30 Hz，波幅为 5～25 μV，在额、颞、中央三区 β 活动最为明显；其指数约为 25%。

θ波：频率为 4～7 Hz，波幅为 20～100 μV，表示大脑处于深挚思维或灵

图 2-31-1 不同频率脑波

感思维状态，是学龄前儿童的基本波形，成年人瞌睡状态也会出现。

δ波：频率为 0.5～3 Hz，波幅为 20～200 μV，表示大脑处于无梦深睡状态，是婴儿大脑的基本波形，在生理性慢波睡眠状态和病理性昏迷状态也会见到。

频率的个体差异很小，波幅的个体差异较大。

影响脑波的因素很多。正常脑波与年龄大小有密切关系，年龄越小，则快波越少，而慢波越多，且伴有基线不稳；年龄越大，则快波越多，而慢波越少。但是，在 50 岁以后，慢波又继续回升，且伴有不同程度的基本频率慢波化。脑波更受到意识活动、情绪表现以及思维能力等精神因素的影响。

α指数（α波占全部脑波百分比，安静、闭目时为 75%）可以作为情绪表现的指标。情绪稳定而思维广博的人，α 指数较高；情绪不稳定而狭隘偏激的人，α 指数则甚低。α波易受外界刺激干扰，在睁眼时，α 波会减弱或消失，即便是在黑暗的环境中，睁眼也会如此。当人处于"怎么""什么""为什么"的惊疑状态时，由于网状结构上行激活作用的增强而导致去同步化，所以 α 活动也会受到抑制；若外界刺激持续存在，它又可以逐渐恢复。α 活动可以反映一个人的某些心理品质，如 α 节律优势者，易与人合作。

β波不受睁眼、闭眼的影响。在睁眼视物、情绪紧张、焦虑不安、惊疑恐惧或服用安定等药物时，β 波活动急剧增多。β 活动也与人的某些心理品质有关。β 节律优势的人常

表现为：精神紧张、情绪不稳、感情强烈、易于冲动、固执己见、不受约束、善于独立地执行任务；长于抽象思维，喜欢依靠"推理"解决问题，还表现出持久力差，易于疲劳的特点。

【实验材料】

脑电引导电极、脑电极帽、脑电图机或前置放大器、滤波器与记录系统（计算机采集系统）、酒精棉球、浓盐水（浸泡电极用）、电极盘（或杯）。

【方法与步骤】

1. 电极安放

目前，安放电极通常使用国际脑电图学会标定的 10/20 法。它的优点是电极部位于大脑皮层解剖关系明显相符，在 C_3（5）和 C_4（6）正位于中央沟上，F_7（13）和 F_8（14）则在外侧裂附近。一般左右各取 8 个点，即额极、额、中央、顶、枕、前颞、中颞和后颞，在中线上有额、左、右两耳垂为无关电极。总计取 19 个电极区。给受试者戴上合适的电极帽，按图 2-31-2 电极的安放位置拨开头发，先用酒精棉球擦拭放置电极部位头皮以脱脂，然后安装用盐水浸泡的电极。

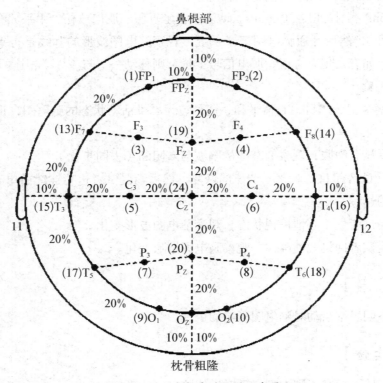

图 2-31-2　电极安放位置示意图

2. 导联方法

记录脑电波必须要有两个电极，分别将其连接在脑电图机的第一栅极和第二栅极上，以便记录两点之间的电位差；连续电位差的时空展开图即脑电图。脑电图的导联方法分单极、双极或多极（图2-31-3）。

单极导联方法是把头皮各脑区对应点的有效电极都安放在第一栅极上，而把无关电极（双耳垂）接于第二栅极。此时记录的约是有效电极下直径 3～4 cm 脑区内电活动的总合。它的优点是脑波掺杂少、波幅稳定；缺点是耳垂电极有问题时会影响半侧脑波。本实验采用单极导联法记录。为保证绝对安全，测试前一定要检查机器接地良好后再开机。将脑电图机的导联线分别与相对应脑电极接通，选择定标电压

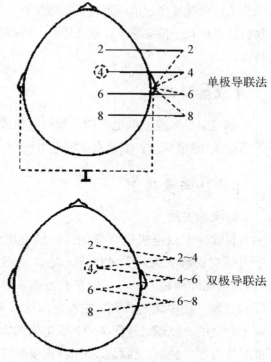

单极导联法

双极导联法

图 2-31-3　脑电图的导联方式

为 50 μV/7 mm、扫描速度 30 mm/s。请受试者坐舒服、肌肉放松、手平放在腿上、安静闭目（不出汗），然后开通脑电图记录系统，观察脑电图波形的基线是否平稳，电极是否接触良好。如有发现有心电、肌电信号干扰，则移动一下与该导联相连的电极位置。

3. 实验观察

（1）观察并记录闭目、心情平和、清醒、无思维活动状态的脑电图，识别 α 节律的脑波。

（2）请受试者睁眼，观察 β 节律的脑波与 α 阻断（去同步化）。

（3）请受试者闭目，观察 α 节律的恢复，然后请受试者进行连续简单心算，观察 α 阻断与恢复的过程。

（4）请受试者处于心情愉悦状态，观察脑电图波形变化。

（5）请受试者回忆气愤事件，观察脑电图波形变化。

【思　考　题】

试分析不同思维活动对脑电图影响的机理。

【探究实验】

试设计实验，探究不同类型音乐对人体脑电图的影响。

实验 32 大鼠海马长时程增强现象的测定

【目的要求】

1. 观察中枢神经系统神经元之间生物电传导过程中的长时程增强现象。
2. 了解长时程增强现象的生理学意义。

【基本原理】

长时程增强效应（long term potentiation，LTP）一般指在条件刺激（多为较高频率的强直刺激）后，相同的测试刺激所引起的诱发突触反应长时间（一般长于半小时）明显增大现象。1973 年，Bliss 和 Lomo 发现家兔海马经短暂高频刺激后，神经元兴奋性突出后电位可增大并持续几小时甚至几周。新的研究表明，LTP 的形成是一个非常复杂的过程，在不同的实验条件下可以有不同的表现形式，其形式和机制多样，因所在部位与接受刺激的不同而不同，如可以是场电位、群体兴奋性突触后电位、群体锋电位、兴奋性突触后电位（EPSP）或兴奋性突出后电流（EPSC）等。

LTP 的全过程包括诱导和维持两个阶段，一般称其为诱导期和维持期（或表达期）。诱导期指强直刺激后诱发反应逐渐增多至达最大值的发展过程，而维持期是指诱发反应达最大值之后的持续过程，诱导期和维持期的形成机制不同。

【实验材料】

雄性 Wistar 大鼠（体重 270～330 g）、电生理记录仪、放大器、滤波器、立体定位仪、牙科钻、银电极及同轴双芯电极、30% 乌拉坦溶液。

【方法与步骤】

1. 腹腔注射 30% 乌拉坦溶液（4 mL/kg）麻醉，大鼠头部固定于立体定位仪。沿颅顶正中切开皮肤，约 3 cm，剥离筋膜及骨膜，暴露颅骨。牙科钻磨开颅骨，小心剥离硬脑膜。

2. 依据 Paxinos 及 Watson（1986）的大鼠脑立体定位图谱，记录 LTP 时，置于海马内嗅区前穿通纤维（PP）的刺激电极为前囟后 8.0 mm，中线旁 4.4 mm，海马齿状回区（DG）的记录电极位于前囟后 4.2 mm，中线旁 2.5 mm，见图 2-32-1。

3. 用比较接近生理变化的 theta 频率刺激（theta burst stimulation，TBS）诱导出 LTP，记录电极和刺激电极均缓慢插入，直到选一固定强度而能记录出最大群体锋电位（population spike，PS）的部位，调整刺激强度至 DG 的反应稳定增加 20% 后，记录低频

（0.1 Hz，波宽 0.1 ms）诱导的反应 15 min 作为基础值，见图 2-32-2 中的虚线。实线是高频刺激以后记录的值（LTP）。

4. 再给予高频刺激（10 个 4 Hz 的串刺激，每个串刺激有 4 个频率为 100 Hz 的单脉冲，TBS 重复 5 次，每次间隔 20 s）诱导 LTP，记录并保存刺激前 15 min 至刺激后 3 h 的反应分析兴奋性突触后电位（EPSP）的斜率和 PS 的波宽，见图 2-32-3。

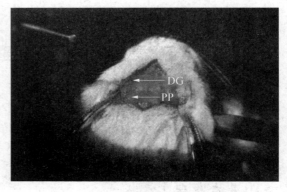

图 2-32-1　颅骨钻孔部位图示

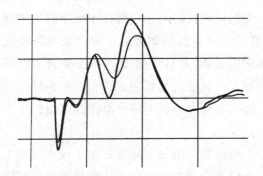

图 2-32-2　诱导 LTP 的基值（细线）及 LTP（粗线）

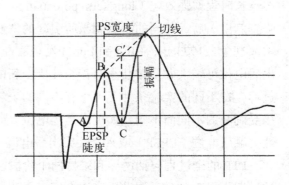

图 2-32-3　EPSP 的斜率和 PS 波宽图示

【参考结果】

见图 2-32-4。

【注意事项】

1. 剥离筋膜及骨膜要彻底干净，并彻底止血。

2. 剥开颅骨的过程要轻柔细致，不要误伤脑组织。

3. 电极进入脑组织需缓慢，边下电极边探测 LTP 波形，各导线间连接需紧密，避免干扰。

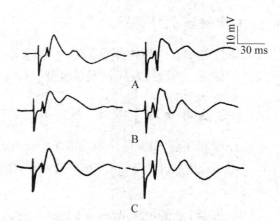

图 2-32-4　不同状态下大鼠海马齿状回区获得的 LTP
A. 正常状态大鼠；B. 脑缺血模型大鼠；C. 给予保护药物的脑缺血模型大鼠

【思考题】

1. 为什么在不同部位的 LTP 形态极性饱和度不同？

2. LTP 中群体锋电位增强对记忆产生什么样的影响？

【探究实验】

试设计实验，探究老年痴呆大鼠海马 LTP 的变化。

第九节 感 觉 器 官

实验 33　蛙类一侧迷路破坏的效应

【目的要求】

1. 学习损毁蛙类动物迷路的方法。
2. 观察迷路与姿势的关系。

【基本原理】

迷路在维持姿势平衡和正常运动中起着重要的作用，动物的内耳迷路是姿势反射的感受器之一，当其一侧迷路被破坏后可见肌紧张及姿势异常。

【实验材料】

蟾蜍或蛙、常用手术器械、纱布、棉球。

【方法与步骤】

1. 将蟾蜍放在桌上，观察其正常姿势和运动。

2. 用纱布包住蟾蜍躯干部，使其腹面向上握于左手中，翻开下颌用左手拇指压住。用手术剪沿颅底中线剪开黏膜（勿损伤中线两侧的血管），向两侧分离，可看到十字形的副蝶骨。迷路位于副蝶骨横突的左右两旁。用手术刀削去薄薄一层骨质，可看到小米粒大的白点，此处即是内耳囊。将毁髓针刺入内耳囊 2～3 mm，转动针尖，搅毁其中的迷路。

3. 损毁迷路几分钟后，观察蟾蜍的姿势和运动，并与正常的比较，观察有何不同。

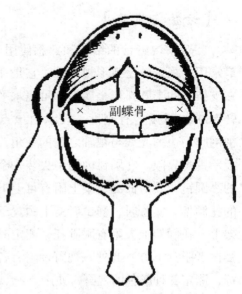

图 2-33-1　蛙类迷路的位置（图中 × 所示）

【思 考 题】

根据实验结果，说明迷路的功能。

实验 34　视野的测定

【目的要求】

1. 学习视野的检查方法和视野计的使用方法。
2. 了解视野的生理意义。

【基本原理】

视野又称为周边视力，是单眼固定注视正前方一点时所能看到的空间范围，也就是黄斑中央凹以外的视力。通过视野可了解整个视网膜的感光功能，有助于判断视觉传导通路及视觉中枢的机能。正常人的视野范围鼻侧和额侧较窄，颞侧与下侧较宽。相同亮度下，绿光的视野最小，红光次之，白光最大。不同颜色视野的大小，不仅与面部结构有关，更主要的是取决于不同感光细胞在视网膜上的分布情况。

【实验材料】

视野计、视标（白、红、绿）、视野图纸、铅笔。

【方法与步骤】

1. 观察视野计的结构和熟悉使用方法。最常用的视野计是弧形视野计。它是一个安在支架上的半圆弧形金属板，可绕水平轴旋转 360°。圆弧上有刻度，表示由该点射向视网膜周边的光线与视轴之间的夹角，用于表示视野界限。在圆弧内面中央装一个固定的小圆镜，其对面的支架上附有可上下移动的托颌架。实验时，受试者的下颌置于托颌架上。托颌架上方附有眼眶托，测定时附着受试者眼窝下方。此外，视野计附有各色视标，测定各种颜色的视野时使用。

2. 在明亮光线下，受试者下颌放在托颌

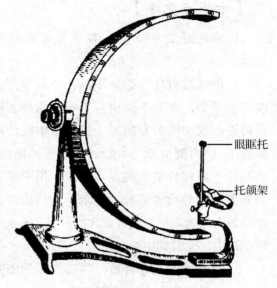

眼眶托

托颌架

图 2-34-1　视野计

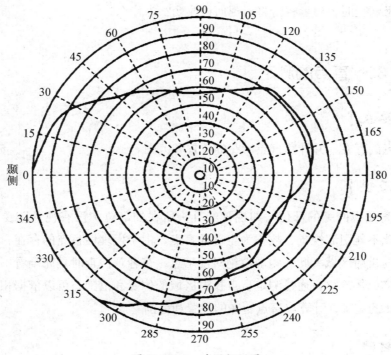

图 2-34-2 左眼视野图

架上，眼眶下缘靠在眼眶托上，调整托架高度，使眼与弧架的中心点在同一水平。遮住一眼，另一眼凝视弧架中心点，进行测试。

3. 实验者从周边向中央缓缓移动紧贴弧架的白色视标，直至受试者刚能看到为止。记下此时弧架上所标的度数。退回视标，重复测试一次，将得出的一致结果标在视野图的相应经纬度上。同法测出对侧的度数。

4. 将弧架依次转动 45° 角，重复上述测定，共操作 4 次得 8 个度数，将视野图上 8 个点依次相连，得出白色视野的范围。

5. 按上述方法分别测出该眼的绿、红色视野。

6. 同法测出另一眼的红、白、绿色视野。

【注意事项】

1. 在测试中，要求被测眼一直注视圆弧形金属架中心固定的小圆镜。

2. 测试视野时，以被测者确实看到视标为准。

【思考题】

1. 某患者左眼颞侧视野，右眼鼻侧视野发生缺损，试判断其病变的可能部位。

2. 夜盲症患者的视野将会发生如何变化？为什么？

3. 视交叉病变时, 患者视野将出现何种改变? 为什么?

实验 35 盲点的测定

【目的要求】

证明盲点的存在, 并计算盲点所在的位置和范围。

【基本原理】

视神经离开视网膜的部位 (即视神经乳头所在的部位) 没有视觉感受细胞, 外来光线成像于此不能引起视觉, 故称为生理性盲点。由于生理性盲点的存在, 视野中也必然存在盲点的投射区域。此区为虚性绝对性暗点, 在客观检查时是完全看不到视标的部位。根据物体成像规律, 通过测定盲点投射区域的位置和范围, 可以依据相似三角形各对应边成正比的定理, 计算出盲点所在的位置和范围。

【实验材料】

白纸、铅笔、黑色视标、尺、遮眼板。

【方法与步骤】

1. 将白纸贴在墙上, 受试者立于纸前 50 cm 处, 用遮眼板遮住一眼, 在白纸上与另一眼相平的地方用铅笔画一个 "+" 字记号。令受试者注视 "+" 字。实验者将视标由 "+" 字中点向被测眼颞侧缓缓移动, 当受试者刚看不见视标时, 在白纸上记下视标所在位置。然后将视标继续向颞侧缓缓移动, 直至又看见视标时记下其位置。由所记两点连线之中点起, 沿着各个方向向外缓移视标, 找出并记录各方向视标刚能被看见的各点, 将其依次相连, 即得一椭圆形的盲点投射区域。

2. 根据相似三角形各对应边成正比定理, 可计算出盲点与中央凹的距离及盲点直径:

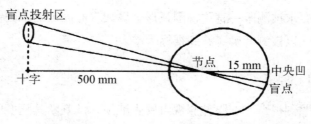

图 2-35-1 计算盲点与中央凹的距离和盲点直径示意图

$$\frac{盲点与中央凹的距离}{盲点投射区至"十"字的距离} = \frac{节点与视网膜的距离（\approx 15\,mm）}{节点到白纸的距离（\approx 500\,mm）},$$

即：盲点与中央凹的距离 = 盲点投射区至"十"字的距离 $\times \dfrac{15}{500}$（mm），

又由于 $\dfrac{盲点直径}{盲点的投射区直径} = \dfrac{节点与视网膜的距离（\approx 15\,mm）}{节点到白纸的距离（\approx 500\,mm）}$，

所以：盲点直径 = 盲点投射区直径 $\times \dfrac{15}{500}$（mm）。

【参考值】

1. 生理性盲点呈椭圆形，垂直径 7.5 ± 2 cm，横径 5.5 ± 2 cm。
2. 生理性盲点在注视中心外侧 15.5 cm，在水平线下 1.5 cm。

【思考题】

1. 试述测定盲点与中央凹的距离和盲点直径的原理。
2. 在我们日常注视物体时，为什么没有感到生理性盲点的存在？

实验 36 视力（视敏度）的测定

【目的要求】

掌握视力（视敏度）的概念及其测量的原理方法。

【基本原理】

1. 视力与正常视力

视力又称视敏度（visual acuity），即检测视网膜中央凹（黄斑区）精细视觉的分辨能力。目前多以在一定距离能分辨空间两点的最小距离为衡量标准。医学临床规定，当能分辨两点间的最小视角（指这两点与相距 5 m 远的眼所形成的视角）为一分时，视力为 1.0，此时这两点的距离约为 1.5 mm，相当于视力表第 10 行字（从上向下数）的每笔画所间隔的距离。因此，在视力表 5 m 处能分辨第 10 行字者为正常视力。

2. 国际标准视力表

国际标准视力表是目前国内、国外常用的视力表。检查视力时，通常是令受试者辨认视力表上 E 字的开口方向，并按下列公式计算：

$$受试者视力 = \frac{受试者辨认某字的最远距离}{正常视力辨认该字的距离}$$

若某人须在 2.5 m 处始能辨认第 10 行字，则其视力为 2.5/5=0.5。但这种视力表不能正确地比较或统计视力的增减程度。因为视力表首行 0.1 视标比次行 0.2 视标大一倍，而 0.9 行视标比 1.0 行视标仅大 1/9。因此，视力由 0.1 提高到 0.2 时视角减少的程度比视角由 0.9 提高到 1.0 时视角减少的程度更为明显。

3. 对数视力表

对数视力表（缪天荣，1966）把在 5 m 距离能看清国际视力表上 1.0 的正常视力（视角为 1 分度）记为 5.0，而将视角为 10 分度的记为 4.0，据 $1 \times X^{10}=10$（X 为下一排视标比上一排视标增加的视角分度数），$X=10^{1/10}$，其间相当于 4.1、4.2 直至 4.9 的图形各比上一排形成的视角小 $10^{1/10}=1.259$ 倍，视角每减少 1.259 倍，视力增加 0.1，视角减少 1.259^2 倍，则视力增加 0.2，这样，不论视力表上原视力为何值，视力改变情况均可较科学地反映出来。

【实验材料】

视力表（5 m 远用的）、指示棍、遮眼板、米尺。

【方法与步骤】

1. 将视力表挂在光线充足而均匀的地方，让受试者在距离 5 m 远处测试。视力表第 10 行字应与受试者的眼同高。

2. 受试者用遮眼板遮住一眼，另一眼看视力表，按实验者的指点从上而下进行识别，直到能辨认最小的字行为止，以确定该眼视力。

3. 若受试者对最上一行字也不能辨认，则受试者须向前移动，直至能辨认最上一行字为止，并按上述公式推算视力。

【思考题】

1. 分辨物体的精细结构时，为什么眼睛必须注视正前方某点而不能斜视？请从视网膜的组织结构特点加以说明。

2. 某受试者在 1.5 m 远的地方能看清视力表上的第一行（由上向下数），他的视力是多少？

实验 37 人体眼球震颤的观察

【目的要求】

1. 学会观察人体旋转后眼震颤的方法。

2. 进一步掌握半规管的功能。

【基本原理】

内耳的前庭器官——椭圆囊、球囊和半规管是调节姿势反射的感受器之一，它们可以感受头部和身体位置及运动情况。通过前庭迷路反射，反射性调节机体各部肌肉的肌紧张，从而使机体保持姿势平衡。一旦迷路机能消失就可使肌紧张协调发生障碍，失去在静止和运动时的正常姿势，引起眼外肌肌紧张障碍，即出现病理性眼震颤。

生理性（前庭性）眼震颤（简称眼震）是在正常人躯体或头部进行旋转运动时表现的眼球的特殊运动。其主要由三个半规管发出的神经冲动引起。眼震颤方向与哪个方向的半规管受刺激有关（图2-37-1）。

病理性眼震可由多种原因引起，如前庭系统功能障碍、小脑和脑干病变等。

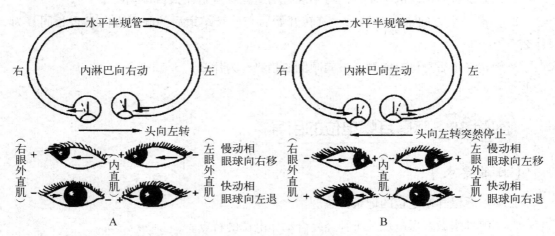

图 2-37-1 旋转变速运动时两侧水平半规管壶腹嵴毛细胞受刺激情况和眼震方向示意图
A. 头前倾30°，旋转开始时的眼震方向；B. 旋转突然停止后的眼震方向

【方法与步骤】

受试者坐在旋转椅上，闭目，头前倾30°（此种头位可使水平半规管与旋转轴垂直，水平半规管内淋巴液因旋转而流动可对壶腹嵴的毛细胞形成刺激）。受试者也可取立位，但头部仍需前倾30°。

主试者以每两秒一周的速度逆时针均匀地旋转坐椅10周，而后突然停止旋转。也可令受试者以同样速度原地自转，同样周数后立即停止转动。

受试者立即睁开双眼注视远处物体，但仍保持头部位置不变。主试者观察眼震方向和持续时间，注意眼震的快动相与慢动相。

询问受试者的主观感觉。

休息10 min后顺时针方向同法旋转和观察眼震。

【注意事项】

有晕车、晕船病史者不宜做此项实验。

旋转停止后，如受试者有向一侧跌倒的倾向，应注意保护。

【参考值】

1. 正常眼震平均时间是 30 s。

2. 迷路功能正常者，顺时针和逆时针旋转所引起的反应时间相差多在 5 s 以内。

【思考题】

1. 人体旋转后出现的眼震机制与半规管的适宜刺激是什么？

2. 当沿一个方向水平旋转时，旋转开始后与旋转结束后的眼震方向是否相同？为什么？

3. 旋转终止后身体有向哪个方向倾倒的趋势？为什么？

实验 38 豚鼠耳蜗电位的引导

【目的要求】

1. 学习豚鼠耳蜗电位的记录方法。

2. 了解耳蜗微音器电位及听神经复合动作电位的特点。

【基本原理】

听觉是经一套特殊的转换机制将声波的振动能量传递到中枢神经系统。如果将引导电极放置在耳蜗的圆窗附近，短声刺激可诱发出两种明显的电位变化，即耳蜗微音器电位及听神经复合动作电位。通过改变声音的位相，可将两种电位区别开来。

【实验材料】

豚鼠（体重 300～400 g、击掌反应阳性）、RM-6240B/C 生理实验系统，常规手术器械、丝钻一套（钻头直径 1 mm、0.5 mm）、耳塞机（市售）、前置放大器、短声发生器（用电子刺激器代替）、示波器、引导电极、电极固定螺丝、钟表改锥、显微解剖镜、20% 氨基甲酸乙酯溶液、温热生理盐水、纱布、棉球、注射器、豚鼠解剖台（或蛙板）。

【方法与步骤】

1. 手术方法

（1）用 20% 氨基甲酸乙酯溶液，按 6 mL/kg 体重腹腔注射，将动物麻醉。

（2）将一侧耳廓四周的毛剪净，腹位固定在解剖台上（或用大蛙板代替）。

（3）沿耳廓根部的后上缘切开皮肤，做钝性分离。找到顶骨、颞骨与枕骨交界的枕骨粗隆。

（4）沿枕骨外缘下行，用手指边探摸颞骨的乳突部，边做钝性分离。充分暴露颞骨乳突。该部位在枕骨粗隆下方约 1.5 cm、外耳道开口后方约 0.5 cm 处。

（5）用丝钻在此钻一小孔（直径约 1 mm）。注意该骨质很薄，约 0.5～1 mm，切勿使丝钻插入鼓室过深而伤及耳蜗。孔钻好后，用镊子将孔扩展，充分打开鼓室暴露耳蜗。此时若在显微镜下观察，可见耳蜗呈淡黄色突起，壁上有细的血管行走。耳蜗底圈在外，正圆窗在底圈上方，并可见其膜，看不到卵圆窗膜。

（6）在枕骨、顶骨、颞骨的交界处（此处骨质较厚）钻孔，安装电极并固定螺丝（图 2-38-1）。

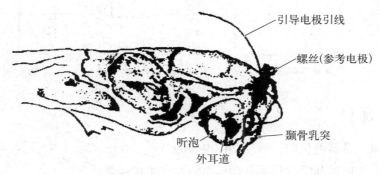

图 2-38-1　引导电极固定部位

（7）在正圆窗下方 1～2 cm，距圆窗后缘与鼓室交界 1.5 mm 处的耳蜗底圈骨壁上钻一小孔。钻孔用最小的绣花针尖作头，且只允许针尖进入，孔径 <0.1 mm。此处骨质松脆且薄，操作时要格外小心。在显微镜下将备好的电极迅速准确地插入针孔，然后用温湿棉球盖好鼓室。

（8）动物移入屏蔽笼内，在外耳道开口前约 0.5 mm 处固定耳塞机，参考电极置于皮肤切口处。将动物接地后，即可进入实验。

2. 仪器准备

本实验的实验参数参考值为：生物电模式

采集频率	扫描速度	灵敏度	时间常数	滤波常数	50 Hz 陷波
40 kHz	10 ms/div	100 μV	0.02 s	3 kHz	开

刺激器输出端与耳机相连。手控单脉冲，波宽 0.1 ms。强度随音响情况调整。

3. 实验观察

（1）观察短声（方波）刺激引发的耳蜗微音器电位和复合听神经动作电位（图 2-38-2）。

① 逐渐增加刺激强度，测定微音器电位的阈强度及振幅变化。

② 观察耳蜗微音器电位有无潜伏期。

③ 改变短音强度，注意观察听神经动作电位的变化（辨认 N_1、N_2 及 N_3 波峰）。

（2）将刺激方波倒相，观察微音器电位和听神经动作电位的变化。

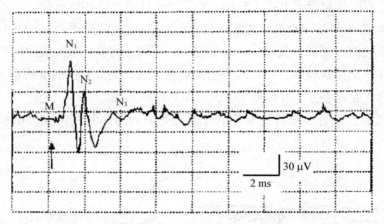

图 2-38-2　豚鼠耳蜗微音器电位（M）及复合听神经动作电位（N_1、N_2、N_3）

【思考题】

1. 比较耳蜗微音器电位与听神经动作电位的特点。

2. 耳蜗微音器电位和听神经复合动作电位的产生机制是什么？

实验 39　人体反应时的测定

【目的要求】

1. 学习视觉与听觉简单反应时的测定方法。

2. 分析两种简单反应时的差别。

3. 学习视觉选择反应时的测定方法。

4. 分析选择反应时与简单反应时的差别。

【基本原理】

人体反应时的测定，是通过对反应时间的测量，来推测不能直接观察的心理、生理活动的组织结构与神经机能状态。

荷兰生理学家唐德斯（Donders）将反应时区分为三种：一般称为 DondersA、B 和 C 反应时。A 反应时间又称为简单反应时，B 反应时间又称选择反应时，C 反应时间又称辨别反应时。

简单反应时是一个单一简单刺激（如光、声音）与被试者做出单一简单反应（按下电键或放开电键）之间的最小的延迟时间。

不同感官的反应时不同，说明反应时间与所刺激的感觉通道有关系。视觉通道对光线的反应时间长，是由于光线虽然可以直接射到视网膜上，但是视网膜上的感光细胞却不能由光刺激直接引起兴奋，要经过光化学中介过程，这个过程需较长时间，因而视觉对光的反应时间长于听觉对声音的反应时间。

选择反应时有两个（或多于两个）刺激和两个（或多于两个）反应。每个刺激都有自己独特的反应。从多个可能出现的刺激中，某一刺激的出现到做出正确反应的时间就是选择反应时。

【实验材料】

简单反应时测量装置、选择反应时测量装置。

【方法与步骤】

1. 简单反应时的测定

（1）接通仪器电源，主试者拨动信号发生开关，在光和声刺激呈现的同时，计时器立即进行计时。

（2）练习操作。刺激呈现器放在被试者 1 m 处，被试者以右手食指轻触电键。主试者在发出"预备"口令后约 2 s 呈现刺激。被试者当感觉到刺激出现，立即按压电键，计时器停止计时，主试者记下成绩。练习实验可做 2～3 次。

为防止无关刺激的干扰，主试者与被试者可分隔在两个操作室中进行实验。

（3）实验观察：① 刺激呈现按视—听—听—视方式安排，每单元各做 20 次，总次数为 80 次。② 为了检查被试者有无超前反应，在每单元的 20 次实验中插入 1 次"检查实验"。如被试者发生对"空白刺激"做出反应，主试者根据反馈信号灯提供的信息宣布该单元实验结果无效，重做 20 次。③ 做完 20 次后，休息 1 min。一被试者测完 80 次后，换另一被试者进行实验。

2. 选择反应时的测定

（1）接通仪器。主试者按预先列出的程序，操作信号呈现，开关发出"红""黄""绿""白"四种不同光刺激。

（2）被试者以右手食指作按键状，当感受到某种色光时，主试者即用右手食指按压相应的反应键。计时器记下时间，练习实验可做 4～5 次。

（3）实验观察：① 四种色光刺激各呈现 20 次，随机排列。② 主试者呈现刺激与被试者反应方式同预备实验。如果反应错了，计时器不计时间，主试者根据反馈信号灯提供信息，安排被试者重新做一次。

每做完 20 次后，休息 1 min。一被试者测完 80 次后，换另一被试者进行实验。

【结果处理】

1. 计算单个人对不同色光的选择反应时的平均值、标准差。

2. 比较全体被试者白光的简单反应时与选择反应时的均值差异。

3. 计算单个人视觉反应时与听觉反应时的平均值与标准差。

4. 统计全体被试者的两种反应时之间是否存在显著性差别。

【思 考 题】

1. 根据实验结果说明视觉与听觉简单反应时的差别及其可能原因。

2. 根据实验结果说明简单反应时是否受练习的影响。

3. 举例说明反应时实验的实际应用意义。

【探究实验】

试设计实验，探究可影响反应时的因素，至少找出三种。

实验 40 声波传导途经检测

【目的要求】

1. 熟悉听觉器官的组成、外耳和中耳的功能以及声波传入内耳的途径。

2. 比较声音的两种传导途径，了解其特点，掌握听力障碍的检测方法。

【基本原理】

声波传入内耳的途径可分为空气传导和骨传导两种。空气传导是正常人耳接受声波的主要传播途径。骨传导是声波经颅骨、耳蜗骨壁传入内耳。正常情况下，空气传导的功效大于骨传导。患传音性（传导性）耳聋时，病耳的骨传导大于空气传导。若患感音性（神经性）耳聋，则空气传导与骨传导均有不同程度的减退。

【实验材料】

音叉（256～512 Hz）、棉球、橡皮锤。

【方法与步骤】

1. 任内试验

本实验可比较同侧耳的空气传导和骨传导。

受检者坐在安静室内，主试者手持音叉用橡皮锤敲响音叉，并立即将震动的音叉柄置于受检者一侧颞骨乳突部。此时，骨传导使受检者听到音叉响声，随后声音逐渐减弱。当受检者刚听不到声音时，立即将音叉移至同侧外耳道口 0.5 cm 处，通过传导又可以重新听到声音。若先将音叉置于外耳道口处，当听不到声音时再将音叉柄移至颞骨乳突部，受检者仍听不见声音，说明正常人耳空气传导大于骨传导，临床上称为任内试验阳性。用棉球塞住同侧耳孔，模拟传导性耳聋，重复上述实验步骤，则空气传导时间缩短，等于或小于骨传导时间，临床上称为任内试验阴性。

2. 韦伯试验

本实验可比较两耳的骨传导。

主试者将振动的音叉柄置于受检者前额正中发际，令其比较两耳听到声音的强度。正常人两耳听到声音强度相同。用棉球塞一侧耳孔，模拟传导性耳聋。重复上述实验，则听到的声音强度偏向患侧，若患侧神经性耳聋，则声音偏向健侧。

临床上根据上述任内试验和韦伯试验两个结果，大致可判定耳聋的性质（表2-40-1）。

表 2-40-1　音叉试验结果判断

检查方法	结　果	说　明	判　断
任内试验	阳性 阴性	空气传导 > 骨传导 空气传导 < 骨传导	正常耳 传导性耳聋
韦伯试验	两侧相同 偏向患侧 偏向健侧	同侧骨传导相同 患侧空气传导干扰减弱 患侧减音功能丧失	正常耳 患侧传导性耳聋 对侧神经性耳聋

3. 实验观察

记录不同实验条件下受检者听到声音所需时间长短。

【注意事项】

1. 敲击者不要用力太猛，避免在坚硬物体上敲击，可在手掌或大腿上敲击。

2. 在操作过程中，只能用手指持音叉柄，避免叉支与其他物体接触。

3. 音叉应与外耳道口垂直，音叉末端与外耳道口水平相距 1～2 cm，振动方向应对准外耳道口。

【思 考 题】

1. 分析传导性耳聋和神经性耳聋的机制。

2. 咽喉发炎时，为何经常会出现耳鸣现象？

实验 41　视觉调节反射及瞳孔对光的反射

【目 的 要 求】

1. 观察人的视觉调节反射现象，了解视觉调节反射的反射通路。

2. 掌握证明人眼看近物时晶状体增加凸度的方法。

【基 本 原 理】

对于人眼而言，来自 6 m 以外物体的光线，经折射后正好聚焦在视网膜上，可以产生清晰视觉。当物体移近时，光线折射后聚焦于视网膜之后，物像是模糊的，这就涉及一系列视觉调节反射。正常人眼的视觉调节反射包括远近调节、瞳孔大小调节和视轴调节，它们共同作用，保证物体清晰地成像于视网膜上。

【实 验 材 料】

蜡烛、火柴、手电筒、暗室。

【方 法 与 步 骤】

1. 视觉调节反射

（1）晶状体折光度的调节

在暗室内，实验者点燃一支蜡烛，置于受试者的左前方，使火焰中心与受试者眼同高，烛焰与眼距离大约 30 cm。让受试者注视 1.5 m 外的某一静止目标，实验者在受试者的右前方适当位置观察受试者眼内的烛光像。注意烛光数目、大小、位置、明亮度等，比较先视远后视近的变化。

观察结果：一个最亮的中等大小的正像 A，是由角膜表面反射作用形成的；一个暗而大的正像 B，是由晶状体前表面的反射作用形成的；一个较亮而最小的倒像 C，是由晶状体后表面的反射作用形成的。让受试者迅速注视眼前 15 cm 处的物体，此时可见 B 像变小且向 C 像靠近，此系晶状体前表面曲度增加的结果。

（2）瞳孔和视轴的调节

让受试者注视正前方远处物体，实验者看清其瞳孔的大小，将物体由远处迅速向受试者眼前移动，在此过程中，可观察到受试者的瞳孔逐渐缩小，同时两侧视轴向中间会聚。

2. 瞳孔对光的反应

在暗室中，让受试者两眼直视前方，实验者观察其瞳孔大小。将两个小功率手电筒置于受试者两侧，然后在受试者未被事先通知的情况下，同时直接照射受试者的双眼，观察双眼瞳孔的变化。在受试者鼻梁处用遮光物作一隔离，保证照射一侧眼睛的光线不会进入另一侧眼睛。然后仍在受试者未被事先通知的情况下，用手电筒照射一眼，观察另一眼瞳孔的变化。两次实验均可以观察到瞳孔立刻缩小，前者称为瞳孔对光反应，后者称为互感性对光反应。

3. 实验观察

（1）观察晶状体折光度的调节。

（2）观察双眼瞳孔的变化。

【注意事项】

1. 远近调节实验中，受试者一定要注视眼的前方远处一点，不要看蜡烛火光。

2. 瞳孔对光反应实验中，一定要注视眼的前方远处一点，不要看灯光。

【思考题】

1. 视近物时眼是如何调节的，其反射途径如何？

2. 由光亮处进入暗环境时，瞳孔有何变化？其反射途径如何？

3. 用手电筒照射受试者右侧眼，瞳孔有何变化？此时左侧眼的瞳孔是否也有变化？

4. 视野调节反射实验为什么要在暗室中进行？

5. 在视觉调节反射实验中，怎样做更加容易观察到三个蜡烛像？

第十节　内　分　泌

实验42　肾上腺素与促黑激素对动物皮肤颜色的影响

【目的要求】

观察肾上腺素与促黑激素对动物皮肤色素细胞活动的影响。

【基本原理】

肾上腺素具有令皮肤色素细胞收缩与减少的作用，能够淡化动物皮肤的颜色；促黑激素能够促进黑色素在皮肤色素细胞的合成和黑色素颗粒的扩散，从而加深动物皮肤的颜色。

【实验材料】

鲫鱼、剪刀、镊子、棉球、注射针管与针头、玻璃缸、肾上腺素溶液（1∶1 000）、促黑激素溶液、生理盐水。

【方法与步骤】

观察肾上腺素与促黑激素对鱼类皮肤色素细胞的作用。

1. 实验用的鱼类选用一些较小型的鲫鱼。把鲫鱼分成三组：肾上腺素实验组、促黑激素实验组与对照组，每组鲫鱼数量4～5尾。观察玻璃缸中各组鲫鱼颜色。

2. 肾上腺素实验组与促黑激素实验组的鲫鱼，分别在各尾鲫鱼的腹腔中注射几滴肾上腺素溶液与促黑激素溶液，对照组同法注射几滴生理盐水。然后将实验组与对照组的鲫鱼玻璃缸置于背光处，以备观察。

3. 注射肾上腺素溶液与促黑激素溶液后2 h左右，观察实验组与对照组鲫鱼皮肤颜色的反应。

4. 观察项目。

（1）比较对照组鲫鱼和肾上腺素组鲫鱼的皮肤颜色。

（2）比较对照组鲫鱼和促黑激素组鲫鱼的皮肤颜色。

（3）比较对照组鲫鱼其体色与实验前相比有无明显变化。

【思考题】

鱼类注射肾上腺素后皮肤颜色为什么会变浅变淡？

实验 43　胰岛素、肾上腺素对血糖的影响

【目的要求】

了解胰岛素、肾上腺素对血糖的影响。

【基本原理】

血糖含量主要受激素的调节。胰岛素使血糖浓度降低，肾上腺素可使血糖浓度升高。通过对实验动物注射适量的胰岛素来观察低血糖症状的出现，然后注射适量肾上腺素，可见低血糖症状消失，从而了解胰岛素和肾上腺素对血糖的影响。

【实验材料】

兔或小白鼠、胰岛素溶液、0.1%肾上腺素溶液、20%葡萄糖溶液、生理盐水、注射器、针头、恒温水浴锅等。

【方法与步骤】

1. 实验准备

取禁食 24～36 h 的兔 4 只，称重后分别编号，1 只为对照兔，3 只作实验兔。

2. 实验项目

（1）给 3 只实验兔分别从耳缘静脉按 30～40 $U \cdot kg^{-1}$ 体重的剂量注射胰岛素，对照兔则从耳缘静脉注射等量的生理盐水。经 1～2 h，观察并记录各兔有无不安、呼吸急促、痉挛甚至休克等低血糖反应。

（2）待实验兔出现低血糖症状后，立即给实验兔 1 静脉注射温热的 20% 葡萄糖溶液 20 mL；实验兔 2 静脉注射 0.1% 肾上腺素（0.4 mL $\cdot kg^{-1}$）；实验兔 3 静注等量温热生理盐水，仔细观察并记录结果。

若实验对象采用小白鼠时，选体重相近的小白鼠 4 只，按兔的实验方法分组。给 3 只实验鼠每只皮下注射 1～2 $U \cdot kg^{-1}$ 体重的胰岛素，对照鼠同法注入等量生理盐水。当实验组出现低血糖症状后，1 只腹腔（或尾静脉）注射 20% 葡萄糖溶液 1 mL，一只皮下（或尾静脉）注射 0.1% 肾上腺素溶液 0.1 mL，1 只腹腔（或尾静脉）注射 1 mL 生理盐水作对照，观察并详细记录实验结果。

【注意事项】

实验动物在实验前须禁食 24 h 以上。

【思考题】

调节血糖的激素主要有哪些？各有何生理功能？影响这些激素分泌的主要因素是什么？

第三章　行为学实验

实验 1　小白鼠电防御条件反射的建立、分化与消退

【目的要求】

1. 学习用动物建立条件反射的基本实验方法。
2. 通过小白鼠条件反射的建立、分化与消退，了解条件反射活动的基本规律。

【基本原理】

各种无关刺激（如声音或光等）与非条件刺激（如电流、食物等）先后作用于动物，并重复一定次数后，大脑皮层上相应的两个兴奋灶之间，在功能上逐步形成了暂时性接通。此时，无关刺激就成为具有信号意义的条件刺激，它能代替非条件刺激引起机体相应的反射活动，此即条件反射的建立。条件反射的巩固需要非条件刺激的不断强化，否则，条件刺激的信号作用就逐渐消退。消退是大脑皮层上的兴奋过程转化为抑制过程的结果，称为消退抑制。分化也是抑制过程的发展。由于大脑皮层对刺激具有高度的分辨能力，阳性刺激在大脑皮层产生兴奋过程，而相近似的阴性刺激则产生抑制过程，这种抑制称为分化抑制，对大脑皮层的分析机能具有重要的意义。

【实验材料】

小白鼠、小动物条件反射箱、节拍器（或电铃、电灯）、调压变压器、秒表、换向电钥。

【方法与步骤】

1. 小动物条件反射箱的结构。

小白鼠条件反射箱为一长 46 cm、宽 16 cm、高 23 cm 的木制箱子，透过前面玻璃可观察动物在箱内的活动情况。箱中间装有隔板，分左右两个小室。隔板中央下方有小门，动物可通过小门来往于左、右两室。箱底装有平行排列的金属片，通电时，当小白鼠踏在两条相邻的金属片上，动物的身体把相邻的两条金属片接通，电流就会通过身体而发挥刺激作用，引起动物防御性运动反射。

2. 熟悉环境：将小白鼠放入箱内，使其适应环境。

3. 刺激参数选择：调节电刺激幅度，使动物产生防御性运动反射，从一室逃到另一室。找到最适电刺激强度。（注意：刺激强度应适中，过弱不能引起动物的反应；过强也会引起不良反应。调节变压器时，应以能引起小白鼠运动反射的最小刺激强度为佳。）

4. 建立联系：采用最适电刺激强度，用声、电刺激（延时 5 s），每隔 2～3 min 重复一次，经 20～30 次刺激之后，休息 5 min，重复上述步骤，直至单独给声刺激，动物就逃入另一室为止，说明条件反射已经形成。

5. 巩固训练：重复上述步骤以巩固新形成的条件反射。

6. 条件反射的分化：在条件反射形成以后，给予 180 次 /min 节拍器的条件刺激，并伴有强化。而用 40 次 /min 的节拍器作为分化刺激，单独作用 15 s，不予强化。这样，两种不同性质的刺激物交替使用。最初，由于条件反射的泛化，小白鼠对分化刺激也出现运动反应。随着对比实验次数的增加，动物只对条件刺激发生反应，而对分化刺激则无反应，此时条件反射的分化相已经形成。

7. 条件反射的消退：继续用声刺激，但不再给予强化。最初，小白鼠还会出现条件反射，重复几次后，潜伏期逐渐延长，最后反射消失，此时条件反射已经消退。

【注意事项】

1. 实验室内需保持安静，否则条件反射形成困难。如有条件，最好分室进行实验。

2. 实验过程中，应防止触电事故。捉拿动物时，应事先关闭电源。

3. 步骤 5 的开始阶段是本实验成功的关键，注意耐心观察动物行为，抓住时机，及时强化。

【思考题】

讨论条件反射的形成条件、生物学意义与应用价值。

【探究实验】

试设计实验，探究不同年龄小白鼠电防御条件反射建立的情况差异。

实验 2　水迷宫实验测试大鼠空间学习记忆能力

【目的要求】

掌握利用 Morris 水迷宫（Morris water maze）测定学习记忆功能的方法。

【基本原理】

Morris 水迷宫主要用于测试动物（大鼠或小鼠）对空间位置觉和方位觉的学习记忆能力。它是利用强迫动物游泳，在水中设置平台、盲端及出口，强迫动物寻找平台或出口的方法来实现的。圆形迷宫在水中放置平台，采用视频图像处理方式测试动物行为，并实时监视动物活动的行为表现。它是迄今相对来说比较客观的测定学习和记忆的方法，因为它可以消除已试的实验动物所留下的气味和分泌物的影响。

【实验材料】

大鼠、墨水、Morris 水迷宫（由泳池、平台、摄录机、计算机和图像采集分析软件构成），图 3-2-1 为其示意图。

摄像头安装在动物活动区域的上方，区域是实验人员设定的圆形、长方形等各种形状，摄取的动物活动图像传入分析计算机。

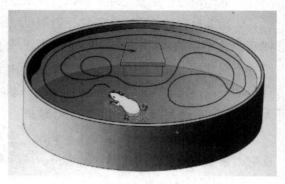

图 3-2-1 Morris 水迷宫装置示意图

【方法与步骤】

1. 先在泳池内加入适当深度（以能没过平台为宜）的水，加入适量的墨水，使泳池内的水形成不透明的乳浊液，并把平台放置在泳池的某一个象限。

2. 在正式进行实验之前，进行适应性训练，每只大鼠在同一入水点连续放置 2 次，记录动物找到平台逃逸的潜伏期、游泳轨迹、游泳总路程及平均游泳速度。允许其在 120 s 内找到平台，找到后在平台上站立 20 s。若在 120 s 内找不到平台，则将大鼠引导到平台上站立 20 s。

3. 定位航行实验：实验历时 6 d，每天分上午、下午 2 个系列，每个系列包括 4 次，操作者在第一个象限将大鼠面向池壁入水，大鼠发现并爬上平台后，让其在平台上站立 20 s，然后将大鼠从平台上拿下来休息 60 s，再随机由下一象限入水进行实验，如果 120 s 内找不到平台，则由操作者帮助其上平台，潜伏期记为最高分 120 s，一直完成 4 个象限的实验，记录每次实验大鼠找到平台的时间（逃避潜伏期）和运动轨迹。

4. 第 7 d 空间搜索实验：第 7 d，撤去平台，随机取一点将大鼠投入水池中，记录 2 min 内大鼠穿过平台所在象限的时间和穿越平台的次数。

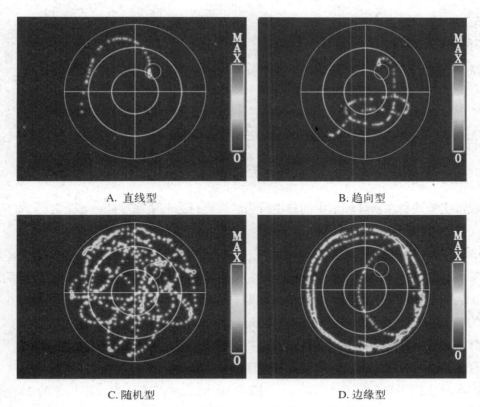

A. 直线型　　　　　　　　　　　　　　B. 趋向型

C. 随机型　　　　　　　　　　　　　　D. 边缘型

图 3-2-2　大鼠在定位航行实验中的运动轨迹

表 3-2-1　大鼠水迷宫的行为表现

大鼠号码	定位航行的潜伏期 /s（最后一次）	空间搜索实验	
		在平台象限的时间 /s	穿越平台的次数 / 次

【注意事项】

1. 在整个实验过程中务必保持环境的安静。

2. 水迷宫实验涉及水，用电时应注意安全操作，防止触电事故。

【思考题】

Morris 迷宫测试记忆的原理是什么？

试设计实验，探究一种可影响大鼠空间学习记忆能力的因素。

实验 3　旷场实验观察小鼠自主活动能力

【目的要求】

观察实验动物在新异环境中的自主行为、探究行为与紧张度。

【基本原理】

旷场实验（open field test）是观察研究实验动物对新环境的探索性以及伴随的情绪变化。例如动物对新开阔环境的恐惧而主要在周边区域活动，在中央区域活动较少，但动物的探究特性又促使其产生在中央区域活动的动机，也可观察由此而产生的焦虑心理。跨格次数及站立次数是动物探索性、兴奋性及运动性水平的反映。它分为水平运动和垂直运动两个观察指标，以观察得分为评分计算单位。

旷场反应箱为底部直径为 120 cm，高为 60 cm，底部等分为面积相等的 24 格的圆桶，圆桶正上方固定一个摄像头。由两个对大鼠分组情况完全不明的实验人员于电脑前同时观察录像，记录一定时间内大鼠的水平得分和垂直得分等指标。

【实验材料】

大鼠或小鼠、旷场反应箱、摄像头、数据采集和处理系统、计数器。

【方法与步骤】

1. 实验在安静的环境下进行。将实验动物放入圆筒底面中心，同时进行摄像和计时。观察一定时间后停止摄像，观察时间可根据实验拟定，一般为 2 min。清洗圆筒内壁及底面，以免上次动物余留的信息（如动物的大、小便，气味）影响下次测试结果。更换动物，继续实验（图 3-3-1）。

2. 观察项目

（1）测定大鼠或小鼠的水平得分和垂直得分：某一肢体越过的格子数为水平得分

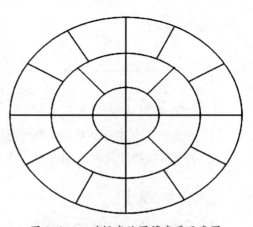

图 3-3-1　旷场实验圆筒底面示意图

（crossing）、后肢站立次数为垂直得分（rearing），计算机软件设计不同可观察的参数不同。

（2）测定中央运动距离、沿边运动距离以及运动速度：通过计算机软件分析大鼠或小鼠单位时间内中央运动距离、沿边运动距离和运动速度。

（3）测定中央区域的滞留时间百分比：通过计算机软件分析大鼠或小鼠在中央格停留时间占总时间的百分比。

【注意事项】

1. 动物在 24 h 内有其活动周期，故每次实验应选择在同一时间段内完成。
2. 实验应在隔音，光强度和温、湿度适宜且保持一致的行为实验室内进行。
3. 两次实验之间清洗实验设备，以免上次动物余留信息影响下次实验结果。

【探究实验】

试设计实验，探究同年龄不同性别小鼠自主活动能力是否有差异。

实验 4　悬尾实验测试小鼠的情绪状态

【目的要求】

观察实验动物在无可回避的压迫环境中的情绪变化。

【基本原理】

悬尾实验是将实验动物通过固定动物尾部使其头向下悬挂，动物在该环境中拼命挣扎试图逃跑又无法逃脱，从而提供了一个无可回避的压迫环境，一段时间的实验后，记录处于该环境的动物产生绝望的不动状态过程中的一系列参数，动物表现出的这种典型的"不动状态"，反映了一种被称之为"行为绝望状态"。记录处于该环境的动物产生绝望的不动状态过程中的一系列参数，可判断实验动物的情绪状态变化。

【实验材料】

大鼠或小鼠，TS-200 悬尾测试系统，摄像头，数据采集和处理系统。

【方法与步骤】

1. 用棉线和胶带纸将大鼠尾巴在距尾尖 2 cm 处粘在一水平木棍上，使大鼠头部朝下悬挂于一深色背景前面，头部离地面约 20 cm。通过连接于计算机的摄像头捕捉大鼠或小鼠的活动情况，并由自动分析软件分析其"动"和"不动"的状态（图 3-4-1）。

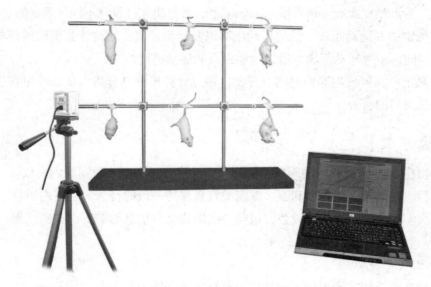

图 3-4-1　悬尾实验装置

2. 实验时将动物悬挂木棍上适应 2 min 之后再记录 4 min 的活动情况，记录后 4 min 中大鼠或小鼠的相对静止时间，即不动时间。（记录参数：降噪 19，阈值 24）

3. 观察项目

使用计算机软件测出实验动物的不动时间、活动时间及其百分比。

【探究实验】

试设计实验，探究不同光照环境下小鼠的情绪状态。

实验 5　强迫游泳实验观察大鼠的情绪状态

【目的要求】

观察实验动物在无可回避的压迫环境中的情绪变化。

【基本原理】

将实验动物置于一个局限的环境中（如水中），动物在该环境中拼命挣扎试图逃跑又无法逃脱，从而提供了一个无可回避的压迫环境，一段时间的实验后，动物即表现出典型的"不动状态"，反映了一种被称之为"行为绝望状态"。记录处于该环境的动物产生绝望的不动状态过程中的一系列参数，可判断实验动物的情绪状态变化。

【实验材料】

大鼠或小鼠、强迫游泳观察箱、摄像头、数据采集和处理系统。

【方法与步骤】

1. 自制透明矩形游泳箱，底部面积 $50 \times 100 \text{ cm}^2$，高 60 cm，水温在（$19 \pm 2$）℃，水深 30 cm，并用适量墨汁将水染成深色。玻璃缸之间放一个不透明隔板，以防动物彼此看到。

2. 实验分 2 d 进行。第 1 d 让大鼠或小鼠在 25℃的深水中强迫游泳 15 min，取出后在 37℃温室烘干，归笼。第 2 d，在同样的条件下进行强迫游泳 6 min，记录后 4 min 的相对静止时间，即不动时间。判定不动标准：小鼠在水中停止挣扎，或呈漂浮状态，仅有细小的肢体运动以保持头部浮在水面。（记录参数：降噪 19，阈值 24）

3. 观察项目

使用计算机软件测出实验动物的总活动时间、总不动时间（漂移时间＋绝对静止时间）及其百分比。

【注意事项】

1. 水温低于 20℃会缩短不动时间。因此，进行实验时常常把水温控制在 25～30℃。

2. 水深的选择应以动物无法逃脱为标准。一般大鼠实验时水深为 17～33 cm，小鼠实验时水深约 10 cm。水太深，动物难以使用前爪和尾保持不动，就会游动和攀爬。水太浅，动物可利用尾和后爪保持平衡而影响实验结果。

3. 冬季动物的不动时间会延长，夏季则相反。但游泳实验不存在时辰效应，即一天当中不同时间进行实验，结果是一致的。

实验6　避暗法测定小白鼠短时记忆能力及其影响因素

【目的要求】

1. 学习用避暗法（step through test）测定学习和记忆功能的方法。
2. 了解一些影响记忆功能的理化因素。

【基本原理】

学习和记忆是脑的高级活动之一。学习是指通过中枢神经系统的活动获得新行为（经验）的过程。通过学习获得的经验的保持和再现，就是记忆。记忆的产生过程可能与脑的电活动以及脑的神经细胞的突触效能或脑的化学变化如神经递质的变化有关。学习和记忆实验方法的基础是条件反射，各种各样的方法均由此衍化而来。常用的动物学习和记忆实验方法包括跳台法、避暗法、穿梭箱、爬杆法、迷宫等。本实验以避暗法测定，系利用鼠类的嗜暗习性（鼠类喜欢呆在暗处）而设计的。

【实验材料】

小白鼠、20% 乙醇溶液、亚硝酸钠溶液、输出电极、变压器、避暗箱（实验装置分明、暗两室，明室上方有灯，暗室较大，两室之间有直径为 3 cm 大小的圆洞，两室底部均镀以铜栅，可以通电，电压大小可通过变压器调节，一般采用 40～50 V 电压。暗室与计时器相连，计时器可自动记录潜伏期，见图 3-6-1）。

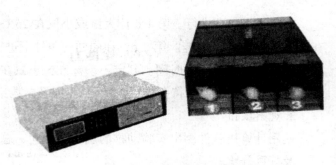

图 3-6-1　避暗箱装置

【方法与步骤】

1. 取 4 只小鼠，依次将小鼠面部背向洞口放入明室，同时启动计时器。动物穿过洞口进入暗室受到电击，计时自动停止。取出小鼠，记录每鼠从放入明室至进入暗室遇到电击所需要的时间，此即潜伏期。

2. 给第一只小鼠通过电极（接于头部和鼻部）通以强度为 7 mA 的电流，持续 1 s；给第二只小鼠皮下注射 $NaNO_2$ 溶液（120 mg/kg 体重）造成脑部缺氧；第三只小鼠灌服 20% 乙醇溶液 0.01 mL/g。第四只不做任何处理，作为对照。

3. 上述处理完成后，即进行记忆的测试。同样，依次将小鼠背向洞口放入明室，同时启动计时器。每只观察 10 min，观察小鼠是否进入暗室，若进入的话，记录进入暗室的潜伏期。判断各种处理小鼠记忆能力的差别。

4. 收集全班各实验组的实验结果，统计分析各种处理方式对记忆的影响。

【参考结果】

见表 3-6-1。

表 3-6-1 不同处理小鼠记忆的差别（$\bar{x} \pm S$）

组　　别	训练潜伏期 /s	测试潜伏期 /s
电击		
亚硝酸钠		
乙醇		
对照		

【注意事项】

1. 在整个实验过程中务必保持环境的安静。
2. 捉拿动物时，应事先关闭电源，防止触电事故。

【思考题】

避暗法测试记忆的原理是什么？

【探究实验】

试设计实验，探究不同年龄小鼠记忆能力的差别。

实验 7 新物体识别实验测试小鼠非空间学习记忆能力

【目的要求】

通过观察动物对新物体的探索倾向，探究动物的学习记忆能力。

【基本原理】

这项实验具有让小鼠在自由活动状态下进行学习记忆测试的特点，能更近似地模拟人类的学习记忆行为。同时，通过新物体（形状、大小等）的灵活变换，该实验还允许测试动物长期或短期记忆机制的形成以及药物在特定阶段的记忆形成的影响评判。

【实验材料】

大鼠新物体识别实验箱（底面 40×40 cm 的正方形，色泽灰色，四周有墙壁，壁高 $25 \sim 60$ cm，多选用 45 cm 高）。

小鼠新物体识别实验箱（底面 25×25 cm 的正方形，色泽银灰色，四周有墙壁，壁高 $25 \sim 60$ cm，多选用 40 cm 高）。

【方法与步骤】

1. 共有 A、B、C 三个物体，其中 A、B 两物体完全一样，C 物体与 A、B 两物体完全不同。

2. 购买的小鼠放在饲养笼中先适应 5～7 d。

3. 在进行训练和测试前 3 d，每天抚摸实验小鼠 1 min，避免刺激小鼠，使其消除与测试者的陌生感。

4. 在进行测试或训练前 24 h，将动物放在测试的房间内，适应测试环境。

5. 开始训练，将 A、B 两个物体放在一侧壁的左右两端，小鼠背朝两物体放入场地内，并且小鼠鼻尖距离两物体的长度要一致。小鼠放入 10 min，放入后立即开启录像设备，实验者立即离开测试房间，记录小鼠与这两个物体接触的情况，包括鼻子或嘴巴触及物体的次数和距离物体 2～3 cm 范围内探究的时间（前爪搭在物体上、鼻子嗅物体、舔物体等均属探究物体，摆个架势或爬到物体上不动不能算是对新物体的探究）。

6. 10 min 结束后，立即将小鼠放回原来饲养的鼠盒内，待小鼠休息 1 h 后再进行测试（此期间小鼠仍呆在测试房间内）。也可在 24 h 后再进行测试，可根据实验需要自行调整。

7. 待小鼠休息 1 h 后开始测试，这时将场地内的 B 物体换成 C 物体，仍将小鼠背向两物体，鼻尖据两物体距离相同，观察 2～5 min 时间，同样用录像设备录像，观察者离开测试房间，观察指标同第 4 步。

8. 主要观察动物对 C 物体的探究情况。

9. 待全部实验结束将动物送回原来的饲养房中。

10. 观察项目

（1）动物与新物体的接触次数、接触持续时间、接触潜伏期、距离以及最小距离等探索性指标。

（2）在实验结束后通过原始录像回放与轨迹回放，分析得出测试时间、速度、静止时间、接触次数、接触潜伏期、接触持续时间、接近时间、距离、站立次数等结果。

【注意事项】

1. 动物在 24 h 内有其活动周期，故每次实验应选择在同一时间段内完成。

2. 实验应在隔音，光强度和温、湿度适宜且保持一致的行为实验室内进行。

3. 两次实验之间清洗实验设备，以免上次动物余留信息影响下次实验结果。

【探究实验】

试设计实验，探究不同年龄小鼠对新物体的探索倾向。

实验 8　小球包埋实验观察小鼠的嗅觉功能

【目的要求】

观察动物的嗅觉能力和空间记忆的能力。

【基本原理】

小球包埋实验（食物包埋）是观察研究实验动物的嗅觉能力，记忆能力以及之间的关联性。实验共进行 5 d，统计每天每只实验鼠寻找食物的时间，之后可以选择将 5 d 的实验结果经统计学分析后用折线图表示记忆趋势和条形图表示组间差异等。

【实验材料】

大鼠或小鼠、食物包埋试验箱、摄像头、数据采集和处理系统。

【方法与步骤】

1. 实验步骤

在每次实验开始前，对实验鼠和对照组的小鼠进行饥饿处理 24 h，在 5 个测试日的每一个试验中，小鼠每天接受一次试验。在每一次试验中，一只小鼠被随机放置在一个试验笼子里（45 cm，24 cm，20 cm），给予大约半颗标准鼠粮的食物颗粒。在 3 cm 深的垫料床上，食物颗粒被埋在大约 0.5 cm 深的地方。食物颗粒的位置每天都是随机变化的。寻找食物颗粒的时间被定义为：从小鼠被放进试验笼子里开始到小鼠发现食物颗粒或用牙齿抓住食物的时间。动物被允许吃掉它们找到的食物，然后被送回它们的鼠笼。一只在 5 min 内没有找到食物颗粒的动物也被移走并回到它的笼子里。每一只实验鼠将有 1 min 在试验箱中自主探索的时间，此时不埋食物于箱中。

2. 观察项目

（1）用计时器记录每只鼠找到食物所需要的时间。

（2）对摄像机得到的视频进行轨迹等参数分析。

【注意事项】

1. 动物在 24 h 内有其活动周期，故每次实验应选择在同一时间段内完成。

2. 实验应在隔音，光强度和温、湿度适宜且保持一致的行为实验室内进行。

3. 每两次实验之间必须努力清除上一次实验鼠所残留的气味，可以采用更换试验箱中上层垫料和清除上一只实验鼠所留下的排泄物等方式。

【探究实验】

试设计实验，对比探究以下两种小球包埋实验：① 鼠粮埋藏位置固定但小鼠释放位置不固定；② 鼠粮埋藏位置不固定但小鼠释放位置固定。

实验 9　小鼠嗅觉躲避性实验观察

【目的要求】

观察动物对不喜爱的气味的嗅觉躲避能力，探究动物的嗅觉能力。

【基本原理】

嗅觉作为动物的一种自我本能是重要的自我保护方法，当遇到有毒有害或者难闻的气味时，动物会自觉进行躲避，本实验就是利用这一现象对动物的嗅觉能力进行评估。

【实验材料】

大鼠或小鼠、鼠笼（若干个）、A4 纸、摄像头、数据采集和处理系统、计时器。

【方法与步骤】

1. 实验步骤

（1）准备四个完全相同的鼠笼，用 A4 纸将每个鼠笼之间完全隔开。

（2）用水稀释 2-甲基丁酸（2-methylbutyric acid），浓度为 0.1 g/mL，均匀涂抹在一片滤纸上（3 cm×3 cm）。

（3）把涂抹有药物的滤纸放入最末端鼠笼中，放在小鼠所在位置的另一侧；其余鼠笼中均在同一位置放入涂抹有蒸馏水的相同滤纸。

（4）前三个鼠笼每个适应时间为 5 min，最后一个试验笼用摄像头记录 3 min。

（5）回放视频，用秒表记录小鼠在最后一个试验笼中位于远离滤纸一端的半个场地的总时间。

（6）计算小鼠对不同滤纸的躲避时间。

（7）作图，比较小鼠的躲避时间。

2. 观察项目

分析每个视频中小鼠的总躲避时间。

【注意事项】

1. 动物在 24 h 内有其活动周期，故每次实验应选择在同一时间段内完成。

2. 实验应在隔音，光强度和温、湿度适宜且保持一致的行为实验室内进行。

3. 每两次实验之间必须努力清除上一次实验鼠所残留的气味，可以采用喷洒酒精并擦拭的方法。

4. 此实验最好在通风橱内进行，避免外界气味和每个笼子之间的气味干扰。

【探究实验】

试设计实验，通过嗅觉躲避性实验探究不同年龄小鼠的嗅觉功能。

实验 10　小鼠嗅觉灵敏性实验观察

【目的要求】

观察动物对不同浓度的气味的辨别能力，测试嗅觉的灵敏性。

【基本原理】

所有动物的感官均具有阈值，在同一物种内阈值的高低可以在一定程度上体现该种感官的能力高低。所以嗅觉灵敏性也可以使用这一原理来进行评价，本实验采用不同浓度的气味对同一只小鼠进行试验，可以比较清楚地体现出嗅觉的灵敏性的高低，从而也可以作为评价实验动物嗅觉功能的依据。

【实验材料】

大鼠或小鼠、鼠笼（若干个）、A4 纸、摄像头、数据采集和处理系统、计时器。

【方法与步骤】

1. 实验步骤

（1）准备四个完全相同的鼠笼，用 A4 纸将每个鼠笼之间完全隔开。

（2）用植物油稀释花生酱，浓度分别为 0.1 g/mL、0.05 g/mL 和 0.01 g/mL，均匀涂抹在相同的滤纸片上（涂抹面积大约为 80%）。

（3）将涂抹有花生酱的滤纸放入最末端鼠笼中，放在小鼠所在位置的另一侧；其余鼠笼中均在同一位置放入涂抹有蒸馏水的相同滤纸。

（4）小鼠在前三个鼠笼，每个适应时间为 5 min，到最后一个试验笼用摄像头记录 3 min。

（5）回放视频，用秒表记录小鼠探索气味的时间（小鼠鼻子与滤纸的距离小于 1 mm 的时间）。

（6）计算同一年龄组小鼠对不同滤纸的探索时间。（实验组和对照组）

2. 观察项目

分析每个视频中小鼠总共用鼻子嗅闻滤纸片的时间。

【注意事项】

1. 动物在 24 h 内有其活动周期，故每次实验应选择在同一时间段内完成。

2. 实验应在隔音，光强度和温、湿度适宜且保持一致的行为实验室内进行。

3. 每两次实验之间必须努力清除上一次实验鼠所残留的气味，可以采用喷洒酒精并擦拭的方法。

4. 此实验最好在通风橱内进行，避免外界气味和每个笼子之间的气味干扰。

【探究实验】

试设计实验，寻找最适的花生酱稀释浓度梯度。

第四章 疾病动物模型

一、海马体 Aβ 注射致痴呆模型

该模型利用的 Aβ（细胞外 β-淀粉样蛋白）是 AD 患者脑中老年斑的核心蛋白。故将 Aβ 注入动物海马体，可较好地反映病理性改变后 Aβ 在 AD 发病中的作用，该模型可用于研究治疗 AD 药物在 Aβ 聚积或沉积、神经毒性作用和小胶质细胞的炎性反应等方面作用，是临床前药效学评价的重要模型。

1. 方法

（1）采用 10% 水合氯醛（注射标准：3.5×10^{-3} mL/g）（40 g 小鼠，0.14 mL 左右）腹腔注射麻醉小鼠。

（2）小鼠头顶部剃毛，固定于脑立体定向仪，调节门齿杆，使其顶部呈水平状。

（3）头顶皮肤消毒先用碘液擦拭，然后酒精消毒。后沿中线切开，剥离筋膜，以无菌棉签蘸取少量碘液涂擦颅骨表面，暴露 Bregma（前囟）点。

（4）选择侧脑室定为坐标为前囟后 0.6 mm（6 格），左侧旁开 1.5 mm（15 格），深 1.7 mm（进针深度以硬脑膜为起始点），如图 4-1-1。

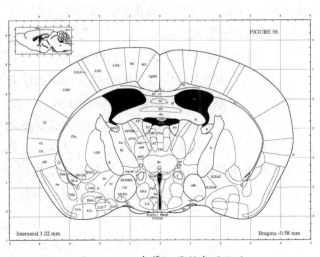

图 4-1-1 套管埋置所在冠状面

（5）操作脑立体定向仪（立体定位仪一圈50格，每格0.01 mm），使其定位在Bregma点，按所取坐标在颅骨顶标记钻孔位置，使用0.8 mm直径钻头钻孔，钻孔以打通顶部颅骨且不伤及硬脑膜和脑实质为标准。

（6）在矢状缝和人字缝交点右侧约1.5～2 mm处钻一浅孔（即不钻通颅骨）（牙科钻轻轻碰脑壳，出现一个小洞即可，不能出血），留待固定螺丝。

（7）将欲埋置的套管连接一段长15～20 cm PE（聚乙烯）管（如图4-1-1）其内充满人工脑脊液或生理盐水，按照所选坐标埋置套管，置于硬脑膜下1.7 mm处，然后使PE管竖直，看其中液面是否有下降，下降即为进入侧脑室，若液面不下降则说明未进入侧脑室，则可小范围调整埋管深度，直至液面下降为止。

（8）将螺丝（注意螺丝深浅）固定于顶留浅孔内，使其与颅骨连接稳固。

（9）用牙托水和牙托粉将套管、螺丝、颅骨紧密粘合，凝固后松开固定套管的装置，轻柔取下PE管，并插入套管内芯。

（10）颅顶撒入青霉素溶液（注射标准：32 g小鼠1.3 mL；40 g小鼠2 mL），缝合皮肤切口。小鼠单笼饲养恢复1周。

2. 特点

按照上述方法操作得到的动物模型在水迷宫和被动回避操作能力受损，学习和记忆能力受到损害，另有海马中胆碱乙酰转移酶（ChAT）活性明显降低，抗氧化能力下降，海马神经元坏死或缺失，凋亡相关蛋白酶（Bal-2、Bax和p53）增加等特点。

二、APP/PS1 转基因动物模型

AD的淀粉样蛋白假说认定淀粉样蛋白在脑内异常产生，从而引起一系列病理变化。现已知淀粉样前体蛋白（APP）通过β和γ分泌酶作用，从而可以产生39～42个氨基酸的多肽产物即为Aβ，而Aβ的产生最终导致淀粉样蛋白斑块在脑中的积累，从内嗅皮层、海马等部位，最终将延伸到整个大脑区域。由于突变的APP基因在家族性阿尔兹海默症患者中被广泛检测到，因此这种可以表达人类APP基因的转基因小鼠，以模拟和研究AD的病理/生理和认知与行为的小鼠模型是评价潜在AD治疗方法的有力工具。然而目前使用最为广泛的阿尔茨海默症小鼠模型是AAP/PS1双转小鼠。这是由于仅仅在体内表达人类的正常及突变APP得到的小鼠，虽然在记忆损害评估结果中显示随着老化程度的加剧，淀粉样蛋白水平和记忆损害也有所增加，但是在早期并没有明显的神经元丢失，这与事实上的病理学变化并不相同。因此，当研究人员发现早老素1和早老素2的突变也能引起老年痴呆症的发生，于是就建立了双转基因的小鼠，可以更好地模拟老年痴呆症的发生和发展。

1. 方法

利用传统的基因打靶技术将突变的APP和PS1两基因转入小鼠中，经过若干代的

培育后得到相应的转基因小鼠。

2. 特点

APP/PS1 双转基因小鼠加速了淀粉样蛋白的沉积，最早提前到 4 月龄就可以出现蛋白沉积，并且通过分析发现 Aβ42/Aβ40 的比例增加，如其中的一类 T92576 APPswe 转基因小鼠，与 PS1 M146L（PSAPP 模型）杂交后的 T92576 突变小鼠出现了 Aβ42/Aβ40 水平的提高和淀粉样蛋白沉积的加速。此外，在进行 Y 迷宫实验时，这种杂交小鼠在斑块未形成前就表现出认知障碍。

三、PS1/PS2 条件性敲除小鼠

如上一种小鼠模型中对于早老素 1 和早老素 2 在老年痴呆症中的关键性的介绍。这种老年痴呆症小鼠模型就是用于探究早老素基因和老年痴呆症的关联性而建立的。目前在国内外对该模型的探究较少。

1. 方法

使用 Cre/loxP 系统并利用组织特异性之后经过杂交和几代培育后，实现模型鼠在前脑条件性敲除 PS1 基因并在全身完全敲除 PS2 基因。

2. 特点

该种模型鼠虽然表现出脑内的 Aβ 含量的下降，但是同时也表现出了一些和老年痴呆症类似的神经退行性症状，包括突触可塑性和与海马体相关的记忆损伤、严重的大脑皮层收缩、神经元萎缩、Tau 蛋白磷酸化等。

四、Tau 蛋白动物模型

阿尔茨海默症的典型症状除了之前提及的淀粉样蛋白沉积，往往还伴随着 Tau 蛋白的过度磷酸化的发生。因此，建立能够发生这种性状的小鼠也可以概括阐明一些老年性痴呆的神经纤维病变，包括区域特殊性及与年龄相关性的神经缠结的形成。通过与 APP 的组合，这些动物提供了研究 AD 疾病机理和治疗手段的极好工具。

1. 方法

利用常用的转基因工具实现。

2. 特点

目前比较成功地构建了结合了 Tau 及 APP 转基因的 AD 模型，目前存在的这类模型包括了通过 Tau 与 APP 转基因动物的杂交而来的 AD 双转基因小鼠，病理结果显示此模型出现了与单转 APP 小鼠一样的淀粉样蛋白斑块，但只出现了边际的一些神经元损伤及一些 NFT 的病理。因此，研究人员又建立了目前被广泛应用于 AD 研究的三转基因模型小鼠，这种模型小鼠结合了 APP、PS1 及 Tau 的基因突变，能在较短时间就出现 AD 的病理特征。

模型 2　抑郁症动物模型

一、模拟外源性病因建立模型

目前国外广泛应用应激（模拟外源性病因）模拟造成抑郁症的压力源来制作抑郁动物模型，其机理与人类抑郁症发病机理更接近，这类动物模型力图模拟抑郁病人环境诱因，以异常行为作为观测指标，进行抑郁病因学的研究。应激所使用的应激因子，有单一的强迫游泳、悬尾或电击，也有复合的慢性不可预见性刺激。

1. 方法

（1）强迫游泳（FST）大鼠模型

大鼠每日进行强迫游泳刺激 10 min。实验时迫使大鼠在一局限的空间游泳，它们首先拼命泳动试图逃跑，随后处于一种漂浮的不动状态，仅露出鼻孔维持呼吸，四肢偶尔划动以保持身体不至于沉下去，这种状态被称为不动状态，实际是动物放弃逃脱的希望。每次刺激从大鼠入水到离开泳池，时间为 10 min，为期 21 d。

（2）悬尾（TST）大鼠模型

大鼠每日进行悬尾刺激 10 min。实验时将大鼠尾部夹住悬起，悬尾大鼠为克服不正常体位而挣扎活动，但活动一定时间后，出现间断性不动。表现出放弃调整的希望。每次刺激从大鼠尾部夹住悬起到放下休息，时间为 10 min，持续 21 d。

（3）慢性未预知应激（CUMS）大鼠模型

利用慢性应激刺激，每天选取 7 种刺激中的一种进行刺激：禁水（水瓶取掉 12 h 后，放空瓶 1 h，之后恢复正常饮水）；禁食（鼠粮取空 12 h 后，每笼放 3 g 鼠粮 2 h，之后恢复正常饮食）；夹尾 1 min；悬尾 10 min，电击 15 次（50 V，10 s/次，间隔 30 s）；冰水游泳 5 min（0 ℃）；热刺激 6 min（45 ℃烘箱）；潮湿垫料（每笼 200 mL 水），24 h。刺激时间和形式每天随机，为期 21 d。

2. 特点

在体重变化方面，慢性应激的建模方式可能会影响大鼠的食欲和吸收代谢等一系列生理活动的正常进行，进而影响大鼠体重的增长。而强迫游泳和悬尾在这方面的影响则不明显。

在糖水消耗量实验中，慢性应激能导致大鼠幸福感和奖赏程度明显降低，这可能是建模后大鼠情绪低落所致。强迫游泳和悬尾在这方面的影响则显得更加复杂，大鼠的糖水消耗指标出现了显著的异常反弹。

对于旷场实验结果，经 CUMS 建模后的大鼠，其主动性活动能力和空间探索欲望均明显下降，而 EST 和 TST 在该项指标上的影响并不显著。

综上，说明使用 CUMS 建模后的大鼠是比较好的抑郁症外源性病因模型。

二、脑损伤模型

脑损伤模型（模拟内源性病因），也是国内外文献报道较多的抑郁症动物模型。切除双侧嗅结节可使大鼠产生抑郁症状，并伴有活动过多的表现。动物表现出在新鲜环境中特征性的高活动，其行为异常可被抗抑郁剂长期应用纠正，而且抑郁动物的病理生理学改变与人类抑郁相似。手术可以破坏嗅球与大脑之间的投射联系，从而诱导内分泌的紊乱。近年来的研究表明，与假手术组动物比较，磁共振成像显示嗅结节切除动物的大脑皮质、海马、尾状核、杏仁核区域所导致的信号强度的改变及脑室的扩大与人类抑郁症影像学的改变相似，这更加支持了将嗅结节切除动物作为抑郁模型的有效性和可靠性。

1. 方法

大鼠用 1.5% 戊巴比妥钠麻醉。从前囟前 1 cm 至后 1 cm 正中线处切开，暴露颅骨。在距离前囟前 8 mm，正中线两侧各 1 mm 分别开一骨窗，直径约 1.5 mm。将电热探头垂直插入颅内约 2 s，损伤双侧嗅球。于创面撒上灭菌磺胺结晶以防止感染，缝合皮肤。术后恢复 14 d 进行测试。

2. 特点

嗅球切除建模方式可能会影响大鼠的食欲和吸收代谢等一系列生理活动的正常进行，进而影响大鼠体重的增长；嗅球切除建模方式能导致大鼠幸福感和奖赏程度明显降低，这可能是建模后大鼠情绪低落所致；且经 OB 建模后的大鼠，其主动性活动能力和空间探索欲望均明显下降。

模型 3　癫痫动物模型

家兔癫痫模型：癫痫（epilepsies）是一种相当复杂的多因素临床综合征，动物模型难以涵盖造成该种疾病的多种因素，但目前对该病的研究还是依赖于有限的几种动物模型，方法多集中在不同部位、性质的电刺激及药物诱发。

1. 方法

选用成年家兔，马桑内脂 1.25～1.75 mg/kg 剂量（5 mg/mL），腹腔注射每 2 d 1 次，2～3 次注射后可癫痫发作，有一定停留时间。

2. 特点

马桑内脂造成家兔癫痫，再发作出现频率高，强度大，持续时间长，死亡率低，且有停留时间，便于药学观察研究。

模型 4　帕金森病动物模型

帕金森病常用动物模型：帕金森病（parkinson disease，PD）好发于老年人，目前认为与黑质－纹状体投射系统的多巴胺神经元退行性变性致神经递质多巴胺减少有关。

1. 方法

1－甲基－4－苯基－1，2，3，6－四氢吡啶（1-methyl-4-Phenyl-1，2，3，6-tetrahydro-pyridineo，MPTP）溶于生理盐水中。猴，下肢隐静脉 0.35 mg/kg，第 1 d 3 次，第 2、3 d 各 2 次。猫，5 mg/kg，1 d 1 次共 5 d。C57BL 小鼠腹腔给药 30 mg/kg，1 d 1 次共 7 d。

2. 特点

猴出现的行为症状始终存在黑质尾状核多巴胺（dopa mine，DA）含量下降；鼠纹状体内 DA、甲硫氨酸脑啡肽、亮氨酸脑啡肽含量下降，行为改变持续 2～3 h；猫行为改变维持 11 d。纹状体的 DA 代谢、黑质神经元变性方面与人类疾病相似。

模型 5　高血压病动物模型

一、肾动脉狭窄性高血压模型

肾动脉狭窄可造成肾脏缺血，引起肾小球旁细胞分泌肾素增多。肾素能使血浆血管紧张素原变为血管紧张素 Ⅰ，血管紧张素 Ⅰ 经转换酶的作用变为血管紧张素 Ⅱ，血管紧张素 Ⅱ 可使全身小动脉收缩，血压升高。较长时间的肾脏缺血，可形成持久、恒定的高血压（hypertension）。

1. 方法

将犬或家兔麻醉后，俯卧固定。腹下垫一长枕使背部弓起，从脊柱旁 1.5～2 cm 处开始，右侧顺肋内缘，左侧在离肋骨缘约两指宽的地方作 4 cm 长的皮肤切口。切开皮下组织和腰背筋膜，并在内、外斜肌筋膜连接处旁边，切开内斜肌筋膜，推开背长肌，暴露盖在肾周围空隙上的腹横肌肌键、肌纤维，切开肌肉，并分离肌肉。用手指通过手术区摸到肾脏，并在肾切迹与主动脉之间找到强力搏动着的肾动脉。按所需要的长度，小心地钝性分离出一段肾动脉。选用一定直径的银夹或银环（6～8 kg 犬所用的环直径为 0.8～1.2 mm，家兔用的环直径为 0.5～0.8 mm）套在肾动脉上，或者用缝线将相应直径（约为血管口径的 1/4～1/3）的铁圈绑扎在血管上面。

2. 特点及应用

肾切除手术后数天，血压开始升高，1～3 个月后血压上升达高峰，并可长期维持下去。例如家兔手术前血压平均值为 13.3 kPa，手术后 2 周上升至 16.4 kPa，1 个月后升到 18 kPa，2 个月后可上升达 18.7～25.9 kPa。该模型血压升高明显、持久而恒定，较易反映出药物的降压作用；形成高血压所需时间较短，工作量较小；如果注意护理，高血压犬可存活几年，因此在同一犬身上可以反复观察各种药物的降压作用，与临床降压效果比较一致。

二、肾外创性高血压模型

肾外异物包扎，可致肾周围炎，在肾外形成一层纤维性鞘膜，压迫肾实质造成肾组织缺血，使肾素形成增加，血压上升。

1. 方法

选用 120～150 g 的大鼠，麻醉后，呈俯卧位固定，背部下方垫一高约 2～3 cm 的沙袋。剪去手术野的毛，用 0.05% 洗必泰酒精消毒皮肤，从第 10 肋椎到第 3 腰椎处沿脊柱中线切开皮肤，在左侧季肋区下 1.5～2 cm 和距脊椎 1 cm 处用小血管钳分开肌肉，用两指从腹下部将肾脏自创口中挤出，小心地将肾脏与周围组织剥离，将双层乳胶膜剪成 "X" 形，绕肾门将肾脏交叉包扎，然后在相对侧切开，取出右肾，分离后切除，分别缝合肌肉和皮肤创口。皮下注射 1～2 万单位青霉素 G（手术器械在 75% 乙醇中浸泡 30 min 消毒，使用前用灭菌生理盐水冲去乙醇）。手术后可加饮 1% 氯化钠溶液作为促进因素。

2. 特点及应用

术后约经 20 d，有 70% 以上的大鼠出现高血压。收缩压一般可升高 50% 以上。该模型采用大鼠或家兔较为方便、可靠。大鼠正常收缩压波动范围不超过 ±2.0 kPa，故手术后如测得大鼠收缩压在 30 d 内均比原血压值高 4.0 kPa 以上时，即可认为引起了稳定性高血压。

三、听源性高血压模型

大灰鼠长时期处于噪声或钥匙叮当响声刺激造成听源性紧张情况下，可诱发神经源性高血压。

1. 方法

选用大灰鼠在隔音室中进行。噪声刺激可由电铃或扬声器发出。用 20 W 高音扬声器连接音频振荡器，用定时器控制扬声器定时发出噪声刺激。噪声频率应经常在 700～1 000 Hz 间变换，噪声刺激每分钟 1 次，每次 30 s，亦可每隔 1 min 噪声刺激 30 s。可随时变换，但噪声刺激须昼夜不停，连续数月。

2. 特点及应用

大灰鼠正常平均收缩压标准差为 15±1.1 kPa，噪声刺激 3 个月后升高至 17.3～18.7 kPa，有 40% 动物收缩压可高达 21.3 kPa。采用大白鼠与家鼠杂交生的大灰鼠比纯种大白鼠较易引起听源性高血压。大灰鼠以选用 120 日龄为适宜。血压测量可采用尾容积法或脉搏法。

四、神经内分泌型高血压模型

电刺激和条件刺激铃声结合，可造成动物高度紧张状态，血压上升；附加垂体后叶素肌肉注射，可促进动物高血压的发展与巩固。

1. 方法

可选用犬、家兔或大鼠。在隔音条件下进行。非条件刺激为电刺激，条件刺激为电铃。进行电刺激时，大鼠可置放于特别笼中，笼底是以铜丝织成栅状，分正负两电极，笼有许多格，每格内可放大鼠 1 只；犬和家兔的刺激电极可于实验时固定在动物颈部。利用 6 V 感应电极板引出的导线进行刺激；刺激强度依动物反应而异，通常以引起动物颤抖、逃跑、跳跃、低声叫为止。犬和家兔电刺激间隔为 5～10 min，大鼠为 20～30 min，每次刺激 30～60 s，每天下午刺激 2～3 h，每周进行 6 次。此外，每 30 min 给予条件刺激 1 次，作用时间为 40～60 s，造成动物紧张状态。垂体后叶素肌肉注射剂量为：犬和家兔 0.1 U/kg 体重，大鼠 0.3～0.5 U/160 g～240 g 体重；每天注射 1 次，每周 6 次，即配合电刺激进行。

2. 特点及应用

家兔在实验开始后第 11 d 血压升高 3.07 kPa，大鼠经 33 d 和犬经过 35 d 血压即超过正常平均值 4.0 kPa。在实验观察的 2～3 个月内，动物血压始终保持稳定升高状态，死亡率很低。该方法诱发的高血压发生率几乎 100%。

模型 6　糖尿病动物模型

注射化学物质引起胰岛 B 细胞的损伤，如链脲菌素、四氧嘧啶等可造成胰岛 B 细胞不可逆损伤。

1. 方法

（1）四氧嘧啶法

SD 大鼠 200 g 左右，不考虑性别，40 mg/kg 四氧嘧啶静脉注射 1 次，持续 2 周，血糖达到 3 g/L，可以认为造模成功。

（2）链脲菌素法

将链脲菌素在酸化生理盐水中溶解成 1% 溶液，给予大鼠静脉注射 40～100 mg/kg 一次。观察血糖，血糖 4 g/L 持续 3 d 即可以认为是成功的模型。

2. 特点

化学诱发模型：四氧嘧啶（anoxan）和链脲菌素（streptozotocin），均为一种可以选择性作用于胰岛 B 细胞的物质。其中链脲菌素又优于四氧嘧啶，因其造模稳定、快速、无自然缓解，种属选择性不强（豚鼠只能用链脲菌素造模），复制前不需禁食。

模型 7 　高血脂和动脉粥样硬化动物模型

一、高脂饲料诱发高血脂及动脉粥样硬化症模型

在动物饲料中加入过量的胆固醇和脂肪，饲养一定时间后，其主动脉及冠状动脉处逐渐形成粥样硬化斑块，并出现高脂血症（hyperlipidemia）。高胆固醇和高脂饮食，加入少量胆酸盐，可增加胆固醇的吸收，如再加入甲状腺抑制药甲基硫氧嘧啶或丙基硫氧嘧啶可进一步加速病变的形成。

1. 方法

（1）小型猪

选用 Gottigen 系小型猪较为理想，用 1%～2% 高脂食物饲喂 6 个月即可形成动脉粥样硬化病变。

（2）猴

选用 3.5～10.5 kg，3～6 岁的恒河猴饲喂高脂饲料（50% 麦粉、8% 玉米粉、8% 麦麸、1% 胆固醇、8% 蛋黄、8% 猪油、17% 白糖及适量的小苏打和食盐），1 个月后造成猴的实验性高脂血症。血清胆固醇较正常时升高 3.1～3.2 倍。

（3）兔

选用 2kg 左右体重，每天饲喂胆固醇 0.3 g，4 个月后可形成明显的主动脉粥样硬化斑块；若每天剂量增至 0.5 g，3 个月后可出现斑块；若增至每天 1.0 g，可缩短为 2 个月。在饲料中加入 15% 蛋黄粉、0.5% 胆固醇和 5% 猪油，经 3 周后将饲料中的胆固醇减去再喂 3 周，可使主动脉斑块发生率达 100%，血清胆固醇可升高至 2 000 mg/dL。

（4）大鼠

饲喂配方饲料一（1%～4% 纯胆固醇、10% 猪油、0.2% 甲基硫氧嘧啶、86%～89% 基础饲料），饲喂 7～10 d，可形成高胆固醇血症。饲喂配方饲料二（10% 蛋黄粉、5% 猪油、0.5% 胆盐、85% 基础饲料），饲喂 7 d 可形成高胆固醇血症。

（5）小鼠

雄性小鼠饲喂 1% 胆固醇及 10% 猪油的高脂饲料，7 d 后血清胆固醇即升为

（343±15）mg/dL；若在饲料中再加入 0.3% 的胆酸，连饲 7 d，血清胆固醇可高达（530±36）mg/dL。

2. 特点及应用

（1）小型猪模型

形成动脉粥样硬化病变特点及分布都与人类近似。

（2）猴模型

猴的胆固醇代谢、血浆脂蛋白组成及高脂血症与人相似，是较理想的模型。

（3）兔模型

兔是高脂血症及动脉粥样硬化最常用的造模动物，对饲喂胆固醇非常敏感，在短期内便能出现明显的病变，在饲料里加入高脂及高胆固醇后，可使主动脉斑块发生率达 100%。但兔作模型不够理想，主要表现为血源性泡沫细胞增多，且病变分布与人的病变也有差异。

（4）大鼠模型

用大鼠建立高血脂及动脉粥样硬化模型，有饲养方便、抵抗力强、食性与人相近的优点。所形成的病理改变与人早期患者相似，不易形成似人体的后期病变，较易形成血栓。

（5）小鼠模型

有容易饲养和节省药品等优点，但是取血不便，难做动态观察，所以较少采用。

二、非喂养法诱发高血脂及动脉粥样硬化症模型

（1）免疫诱发模型

将大鼠主动脉匀浆给兔注射，可引起血胆固醇、β-脂蛋白及甘油三酯升高。给兔注射马血清 10 mL/（kg·次），共 4 次，每次间隔 17 d，动脉内膜损伤率为 88%，冠状动脉亦有粥样硬化的病变，若同时给予高胆固醇饲料，病变更加明显。

（2）儿茶酚胺诱发模型

给兔静脉滴注去甲肾上腺素 1 mg/24 h，时间为 30 min。一种方法是先滴 15 min，休息 5 min 再滴 15 min。另一种方法是每次点滴 5 min 和休息 5 min，重复 6 次。以上两种方法持续两周，均可引起主动脉病变，呈现血管壁中层弱性纤维拉长、劈裂或断裂，病变中出现坏死及钙化。

（3）半胱氨酸诱发模型

给兔皮下注射同型半胱氨酸硫代内脂每天 20～25 mg/kg（以 5% 葡萄糖溶液配成 1 mg/mL 的浓度），连续 20～25 d，成年兔及幼兔均可出现动脉粥样硬化的典型病变，如冠状动脉管腔变窄、动脉壁内膜肌细胞增生、纤维状异物。如在饮料中加入 20% 的胆固醇，再同时注射同型半胱氨酸硫代内酯，则出现显著的动脉粥样硬化病变。

（4）表面活化剂诱发模型

给大鼠腹腔注射辛基苯基聚氧乙烯醚（Triton WR 1339）300 mg/kg 体重，9 h 后可使血清胆固醇升高 3～4 倍；20 h 后雄性大鼠血清胆固醇仍为正常的 3～4 倍，而雌性大鼠却为 6 倍左右。用药后 24 h 左右升脂作用达到最高点，48 h 左右恢复正常。其中以甘油三酯升高最强，其次是磷脂、游离胆固醇，对胆固醇酯没有影响。

模型 8　肥胖动物模型

一、营养性肥胖动物模型

给幼年动物较长时间饲喂高脂肪、高营养饲料，可造成单纯性营养性肥胖，方法如下：

选用刚刚断乳的 SD 大鼠，体重 50 d 左右。用高营养、高脂肪饲料饲喂 45 d 后，体重较普通饲料饲喂的同龄大鼠体重增加将近 1 倍。

（1）基础饲料

大麦粉 20%、脱水菜（去除水分的包心菜）10%、豆粉 20%、酵母 1%、骨粉 5%、玉米粉 16%、麸皮 16%、鱼粉 10%、食盐 2%。

（2）营养饲料

每 100 g 基础饲料中加下列营养饲料：奶粉 10 g、猪油 10 g、鸡蛋 1 只、浓鱼肝油 10 滴（含维生素 A 17 000 U、维生素 D 17 000 U）、新鲜黄豆芽 250 g。以每周增加 2 g，至第 6 周止。每日饲料分两次供给，吃完后不再添加。

二、下丘脑性肥胖

药物损坏了大鼠下丘脑下方的弓状核及部分腹内侧核的神经元，使饱食中枢受损，产生高胰岛素血症，可发生饱感丧失，摄食过度，促使脂肪吸收功能亢进，导致体内脂肪蓄积而引起肥胖综合症。这种脂肪的蓄积并非是由于增加进食所致，这种肥胖模型属于单纯性脂肪细胞体积增大，而其细胞数并不增加，这种动物模型与人类的重度肥胖症有一定的相似性，此外，这种模型还伴有发育迟缓、性功能减退、氧耗和活动减少等变化。

1. 方法

（1）谷氨酸钠法

选用新生乳鼠，自出生头一天起，每天皮下注射 15% 谷氨酸钠生理盐水溶液，大鼠每天 3 mg/g 体重，小鼠每天 2 mg/g 体重，连续 5 天。第 3 周～第 4 周断乳后分笼饲养，每天不加限制地给大鼠饲喂营养性食物和水，连续 8 周。

（2）金硫葡萄糖法

选用雄性小鼠，体重 22 g 左右。连续腹腔内注射金硫葡萄糖（GTG）或汞硫葡萄糖

（HgTG）0.8～1.2 mg/g 体重。

2. 特点和应用

金硫葡萄糖致下丘脑性肥胖模型特点：GTG 注射 1 周后即发现血胰岛素含量明显增高，6 周、7 周、8 周、9 周时的体重增长明显超过对照。腹股沟脂肪垫、腹内盆腔及肩胛区皮下和胸内脂肪明显增加。脑组织切片检查发现，下丘脑腹内侧核细胞变形、肿胀、结构模糊，轻度弥漫增生，核腹侧区呈缺血性坏死病变，小肠的葡萄糖吸收率明显增高。

第五章 自主设计创新实验

【实验目的】

1. 综合运用生理学理论知识和实验方法，培养提出问题、分析问题和解决问题的能力。

2. 通过创新实践，熟悉文献检索、方案设计、实验开展，数据分析、论文撰写等科研技能，提升科学素养。

【实验内容】

经过前期的动物生理学实验课程学习，已经掌握了一定的实验方法和技能。请综合已学的知识，根据实验室的实际条件，设计一个创新性实验并自主开展。

【要求】

1. 写出实验方案，包括实验的题目、原理和意义、内容和主要步骤、预期的结果。

2. 实验方案经答辩完善，教师审核通过后开展实施。

3. 以论文的格式报告自主实验的成果。

4. 提交文档（包括实验方案、实验记录和实验论文）。

【自主设计创新实验参考题目】

一、行为学

选题1 大鼠海马损伤后学习记忆能力的变化

选题2 睡眠不足对小白鼠学习记忆能力的影响

选题3 探究咖啡对小鼠学习记忆能力的影响

选题4 小白鼠防御性运动条件反射建立的有关探索

选题5 实验性癫痫对大鼠探索行为的影响

选题6 褪黑素影响下的大鼠短期空间学习记忆能力变化

二、离体骨骼肌、神经干

选题1 蛙腓肠肌的单收缩及其影响因素的探究

选题 2　探究肌肉收缩活动与肌细胞外离子浓度之间的联系

选题 3　高渗葡萄糖溶液中蟾蜍坐骨神经干动作电位的变化

选题 4　蟾蜍骨骼肌收缩受有机磷及不同解救药的影响

选题 5　不同种类镇痛剂对蟾蜍神经干动作电位的影响

选题 6　不同物质对神经传导速度的影响（以 Na^+、K^+、Ca^{2+}、肾上腺素、乙酰胆碱及阿托品为例）

选题 7　不同种类麻醉剂对蟾蜍的坐骨神经兴奋性及兴奋传导速度的影响

选题 8　不同外界环境（温度、湿度等）对骨骼肌收缩三个环节的影响

三、离体蛙心

选题 1　不同灌流方式对离体大鼠心脏的影响

选题 2　探究心脏功能与电刺激强度、频率之间的关系

选题 3　不同浓度钠钾离子的作用对离体蛙心兴奋性的影响

选题 4　强心苷对心脏的毒性作用和利多卡因的抗心律失常作用的探究

选题 5　离体蛙心受不同浓度有机磷农药的影响及其程度分析

四、人体心脑电

选题 1　不同频率的声音刺激对人体脑电 α 波的影响

选题 2　人体心电图变化及其影响因素的探究

【自主设计创新实验论文范文】

范文 1

不同频率的声音刺激对人体脑电 α 波的影响

摘　要： 本实验以探究声音的刺激频率与人类大脑皮层 α 波诱导的关系为目的，先后对 12 名被试者给予不同频率的声音刺激。经过对记录脑电图和心电图统计分析，结果表明，（1）在一定范围内声音对于 α 波的产生有一定的诱导作用；（2）声音对于脑电的影响有显著的个体差异，而且男女生之间也有较为显著的差异，因而适宜的声音频率的高低因人而异；（3）针对不同频率的声音刺激，α 波的产生与心率之间并无直接关系。

关键词： 声音频率；脑电图；心率；t 检验；相关性

Induction of α Wave by Giving Sound Stimulus of Different Frequencies

Abstract: This work ai ms to study the relationship between the frequency of stimulating sound and the induction of α wave by these stimulus on human cerebral cortex. We presented the subjects sound stimulus of different frequency, and record their electroencephalogram (EEG) and electrocardiogram (ECG) under different conditions. After statistic analysis, we found that (1) in certain spectrum of frequency, sound stimulus can induce a wave; (2) the a wave-induction by sound stimulus show significant differences between individuals and sexes; (3) there is no correlation between the invoke of a wave and the heart rate.

Keywords: frequency of sound, electroencephalogram, heart rate, student t-text, correlation.

1 前言

脑电图（EEG）是人类用于研究脑功能的一种常用手段，它通过记录大脑皮层总体电活动的强弱及节律等信号，反映出神经元的总体兴奋状态。脑电图的波形可根据频率的高低依次分为 α 波、b 波、q 波和 d 波。α 波主要由脑的枕部发出，是一种比较缓慢的脑电波，通常在人们处于放松状态时出现。许多研究发现，人们可以通过潜意识很好地学习大量信息。最适于潜意识的脑电波活动是以 8～12 Hz 速度进行的 α 波，在这种情况下大脑处于清醒放松的状态，容易集中注意力，不易被外界事物所干扰，且大脑不易疲劳，在这种状态下，大脑处于最佳的学习状态[1]。因而诱导 α 波的产生对于进入最佳学习状态是有利的。另一方面有许多研究表明不同的声音频率对于脑电波有一定的影响，例如噪声和音乐对于脑电有不同的影响[2][3]。

在本实验中，我们对 10 名实验对象分别选取了无声、低频声和高频声三种类型，来探究声音频率与 α 波的诱导产生之间的关系。同时本实验中我们通过记录分析脑电波和心电图的变化，寻找它们之间在生理上的相关性，并且作为进一步研究作用机制的基础，从而找到影响脑电波的其他途径。

2 方法

2.1 研究对象

本实验随机选取了 12 名学生作为研究对象，年龄均在 20～22 岁之间。其中 6 名男生、6 名女生。

2.2 脑电图信号采集[4]

按照国际 10−20 系统安置电极，选用单极导联方法，即把头皮各脑区对应点的有效电极安放在第一栅极上，而把无关电极（双耳垂）接于第二栅极，手接地。记录被试者在安静睁眼状态下的电活动。采用 RM−6240C 生物信号采集分析系统采集在不同声音下的脑电信号，分析 a 指数。

2.3 心电图信号采集[4]

采用 Ⅱ 导联的方式，即右上肢安放负电极，左下肢安放正电极。记录被试者在安静眼状态下的心电活动。采用 RM-6240C 生物信号采集分析系统采集在不同声音下的心电信号，记录心率。

2.4 声音频率刺激

在实验中，采用特定的声音控制器播放声音，被试者佩戴耳机。

2.4.1 在安静无声的条件下记录脑电图与心电图，持续 5 min，停止记录后休息 1 min；

2.4.2 用声音控制器给出低频声音刺激，记录脑电图与心电图，持续 5 min，停止记录后休息 1 min；

2.4.3 用声音控制器给出高频声音刺激，记录脑电图与心电图，持续 5 min。

2.5 数据处理

本实验数据处理在 SPSS 上进行，进行 t 检验和相关性检验[5]。

3 结果

3.1 不同声音条件下 α 指数分析

经过脑电的记录，共得到 12 组数据，其中 2 名实验对象报告在实验中有短暂睡眠，其脑电与正常清醒状态有显著差别，因而在以下的数据统计处理中将这两名被试者数据排除。所以共统计 10 名被试者，其中 5 名男生、5 名女生。

每名被试者在无声、低频和高频三种条件下的 α 波在 RM-6240C 系统中采集统计（表 1），分别将低频和无声、高频与无声的 α 指数进行 t 检验，测定差别是否具有显著意义（表 2）。

表 1　声音刺激下被试者的 α 指数及心率

被试者		α 指数（%）			心率（次/min）		
		无声	低频	高频	无声	低频	高频
男	1	9.871	9.456	9.496	57.68	56.62	55.88
	2	9.414	10.101	8.681	60.41	61.83	62.69
	3	6.320	6.252	7.221	72.48	72.95	74.52
	4	9.768	10.782	9.953	84.37	81.29	83.28
	5	4.189	5.352	5.427	97.97	98.38	93.55
女	6	6.420	7.82	7.5191	80.30	81.36	81.22
	7	8.769	13.623	10.018	81.32	78.15	75.90
	8	9.942	11.098	10.677	92.24	93.31	92.61
	9	8.789	9.067	9.225	98.33	107.63	74.65
	10	7.676	8.09	8.069	71.56	74.71	78.73

表2 声音刺激与α波产生的关系

	低频与无声			高频与无声		
	全 体	男	女	全 体	男	女
P 值	0.049	0.197	0.010	0.039	0.549	0.010
显著差别	有	无	有	有	无	有

由结果可见，在低频和高频的声音刺激条件下，总体上分析有显著差别，表明声音在一定范围内对α波的诱导产生有一定的作用。其中男女生差别较为明显，无论在低频还是高频中，女生的显著差别都高于男生，表明声音刺激可能对女生α波诱导的影响高于男生。

3.2 声音频率高低与α波的产生之间的关系

对于低频和高频之间的比较，我们对 10 组实验数据（表 1）进行分析比较，发现对于声音刺激的频率变化，α波产生的情况有较为显著的个体差异，并没有固定的数值。

3.3 不同声音条件下脑电与心电之间的相关性

根据被试者心率的数值（表 1），经过 t 检验统计分析结果表明，在声音频率变化中，α波的诱导情况与心率变化没有直接的相关性（表 3）。

表3 声音刺激与心率产生的关系

	低频与无声			高频与无声		
	全 体	男	女	全 体	男	女
P 值	0.414	0.664	0.325	0.391	0.659	0.478
显著差别	无	无	无	无	无	无

4 讨论

脑电波是大脑皮层大量神经元的突触后电位总和的结果。脑电波同步节律的形成与皮层丘脑非特异性投射系统的活动有关。本实验试图应用物理的共震原理来诱导我们的大脑产生相同频率的脑波。在脑电波中，α波极为重要，它与青少年脑的发育成熟有关[6]，有助于进入最佳学习状态，而且α波易随着外界的变化而发生改变[7]，所以采用有效的方法诱导α波的产生，能够对学生智力的发展和学习的提高有一定的积极作用。

在实验中，我们针对 12 名被试者，在不同的声音频率下记录分析诱导α波产生的情况，发现在一定范围内，低频和高频声音均对α波的产生具有一定的诱导作用，其中声音对女生的影响明显高于男生。同时在不同的声音条件下α波产生情况有着显著的个人差异，有些人在低频声音下产生较多的α波，而有些人在高频声音刺激下产生较多的

α波。因此针对这些实验现象可见，一定的声音刺激对于维持脑的正常工作状态是必要的，在学习情况下也不例外，适宜的声音频率刺激能诱导产生较多的α波，对进入最佳学习状态有很大帮助。这可能与人的心情状况也有关，适宜愉悦的声音刺激能够使人更舒服[8]。这种适宜刺激因人而异，可以根据个人对声音的敏感和耐受程度而定。另外我们在实验中并没有观察到α波和心率在不同声音条件下变化的相关性，这可能与我们实验例数较少有一定的关系，还需进一步深入研究。我们通过实验至少能得出，声音刺激与α波的诱导有关，在学习时结合适宜的声音刺激对学习状况可能会有一定的帮助。

致谢

感谢高良才老师在我们的实验过程中给予了许多宝贵的指导和帮助，同时也感谢所有被试者，他们的积极参与以及良好的合作是我们顺利完成实验的必要条件。

参考文献

[1] 张旺，袁宝华.脑电波及其对学习的意义[J].教学与管理，2000，(3)：5-6。

[2] 袁全，刘兴华.噪声和音乐对脑电功率谱的影响[J].航天医学与医学工程，2000，13（6）：401-404。

[3] 纪红.噪声对海航飞行员心血管和神经系统的影响[J].临床军医杂志，2005，33（3）：344-345。

[4] 解景田，赵静.生理学实验[M].北京：高等教育出版社，2002：163-167。

[5] 陆建身，赖麟.生物统计学[M].北京：高等教育出版社，2003：68-75。

[6] 陈幼松.脑电波的应用与基础研究[J].科学中国人，1997，1（2）：42-43。

[7] 潘昱，沃建中，林崇德.13～18岁青少年表象能力的发展和脑电α波的关系[J].心理发展与教育，2001，(4)：6-11。

[8] 金花，莫雷.书面语言的提前学习对幼儿脑电α波的影响[J].心理科学，2003，26（3）：442-425。

范文2

咖啡、乙醇及其混合物对蛙坐骨神经干的影响

摘　要：在大众间流传着酒后喝咖啡能解酒一说，本实验将牛蛙的离体坐骨神经干作为实验对象，当乙醇、咖啡或其混合物分别处理神经干后，通过对蛙离体坐骨神经干阈刺激、最大刺激、不应期、神经冲动传导速度等生理指标的测定及比较，得知乙醇能够降低蛙坐骨神经干的兴奋性，咖啡能够提升其兴奋性，乙醇和咖啡混合后能够缓解乙醇对其兴奋性的抑制作用，证实了"咖啡能解酒"一说。

关键词：乙醇；咖啡；牛蛙；坐骨神经干

The Effect of Coffee，Alcohol and Their Mixture on Bullfrog Sciatic Nerve

Abstract: It is spread that coffee can hangover. In the experiment，the isolated sciatic nerve stem of Bullfrog（Rana catesbeiana）was used as the experimental object. After treated with alcohol, coffee or their mixture, threshold stimulation, maximal stimulation, refractory period, nerve impulse conduction velocity of the sciatic nerve were measured. It was found that alcohol could reduce the excitability of the sciatic nerve, while coffee could enhance it. The mixture of alcohol and coffee could relieve the excitability of alcohol. So, the said of "coffee can hangover" is confirmed.

Key words: Alcohol; Coffee; Bullfrog; Sciatic Nerve

　　乙醇又名酒精，是食用酒的主要成分。因与人类生活息息相关，其对机体的影响越来越引起人们的广泛关注，适度饮酒有助于身体健康，但长期或过量饮酒不仅会对肝脏、心血管等器官系统有严重损伤，甚至由于其麻醉神经的副作用会破坏神经系统[1-3]。

　　研究发现，咖啡中含有咖啡因，它是从茶叶、咖啡果中提取出来的一种生物碱，有较强的兴奋神经中枢效应，可使精神振奋，疲乏减轻[4]。

　　在大众间流传着酒后喝咖啡能解酒一说。从乙醇与咖啡对于神经系统的相反作用来看，这一说法似乎也能说得通。那么真的存在"咖啡能解酒"吗？本实验将牛蛙的离体坐骨神经干作为实验对象，旨在通过当乙醇、咖啡或其混合物存在时，对蛙离体坐骨神经干阈刺激、最大刺激、不应期、动作电位传导速度等生理指标的测定，比较三者之间生理影响的差异，为进一步了解乙醇和咖啡对神经系统的作用以及验证"咖啡能解酒"一说提供一定的实验依据。

1　材料与方法

1.1　实验动物

　　健康牛蛙（Rana catesbeiana）3 只，体重 90 g 左右，不考虑性别。按常规方法制备坐骨神经干标本。

1.2　实验仪器

　　多道生理信号采集处理系统（RM-6240C，成都仪器厂制造）、神经屏蔽盒（成都仪器厂制造）、常用手术器械、引导电极、刺激电极等。实验参数设置：正电压刺激，波宽 0.2 ms，延时 5 ms。

1.3　药品与试剂

　　无水乙醇、雀巢原味咖啡、配制任氏液的试剂等均为国产分析纯、无水乙醇用任氏液配制成体积分数为 12% 的含乙醇任氏液[5]、13 g 雀巢原味咖啡用 150 mL 任氏液配制成咖啡任氏液，咖啡任氏液与 12% 乙醇任氏液按照 1:1 混合。

1.4　实验方法

把剥制好的坐骨神经干置于任氏液中平衡 20 min，然后随机地将神经干标本分为对照组、乙醇处理组、咖啡处理组和混合溶液处理组，将对照组标本从任氏液中拿出后直接放入神经屏蔽盒中，中枢端与刺激电极相连，外周端与记录电极相连，刺激观察其动作电位波形，并记录刺激阈值、最大刺激、动作电位不应期和传导速度。将处理组标本分别置于相应溶液中 15 min，再放置在神经屏蔽盒中同一位置进行刺激记录。

1.5　统计处理

实验数据多次测量取平均值，图表利用 GraphPad Prism 软件制作完成。

2　实验结果

测定并记录任氏液（对照）及乙醇、咖啡、混合溶液条件下，神经干的阈刺激、最大刺激、绝对不应期、不应期以及动作电位传导速度，结果显示见表1。

表 1　乙醇、咖啡及其混合物对蛙坐骨神经干的阈刺激、最大刺激、绝对不应期、不应期以及动作电位传导速度的影响

	空　白	乙　醇	咖　啡	乙醇 + 咖啡
阈刺激（V）	0.14	0.25	0.11	0.18
最大刺激（V）	0.46	1.45	0.41	1.08
绝对不应期（ms）	2.2	2.6	1.2	1.8
不应期（ms）	4.8	6.1	4.2	4.5
传导速度（m/s）	22.22	13.33	25	22.2

2.1　乙醇、咖啡及其混合物对坐骨神经干阈刺激和最大刺激的影响

乙醇、咖啡及其混合物对神经干的阈刺激、最大刺激影响的差异比较见图1。图中显示，乙醇处理后，蛙坐骨神经干的阈刺激和最大刺激与对照组相比均显著增大；与之相反，当用咖啡处理后，其值与对照组相比均减小；当用乙醇和咖啡混合溶液处理后，其值均增大，但是增量小于乙醇处理组，即介于对照组和乙醇处理组之间。

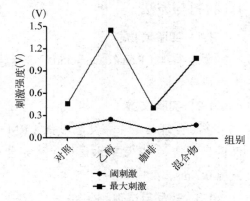

图 1　乙醇、咖啡及其混合物对坐骨神经干阈刺激和最大刺激的影响

2.2　乙醇、咖啡及其混合物对坐骨神经干绝对不应期和不应期的影响

差异比较见图 2。图中显示，乙醇处理后，蛙坐骨神经干的绝对不应期和不应期与对照组相比均延长；与之相反，当用咖啡处理后，其值与对照组相比均缩短；当用乙醇和咖啡混合溶液处理后，其值与乙醇组相比均缩短，其中绝对不应期与总不应期甚至比对照组还短。

2.3　乙醇、咖啡及其混合物对坐骨神经干动作电位传导速度的影响

差异比较见图 3。图中显示，乙醇处理后，蛙坐骨神经干的动作电位传导速度与对照组相比显著减小；与之相反，当用咖啡处理后，其值与对照组相比则增大；当用乙醇和咖啡混合溶液处理后，其值与对照组相比不变。

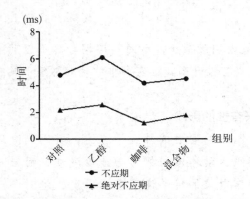 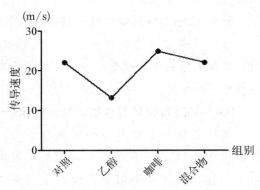

图 2　乙醇、咖啡及其混合物对坐骨神经干绝对不　图 3　乙醇、咖啡及其混合物对坐骨神经干动作电
应期与不应期的影响　　　　　　　　　　　　　位传导速度的影响

3　讨论

3.1　神经干兴奋性与其阈刺激、最大刺激、绝对不应期、不应期以及神经冲动传导速度的关系

坐骨神经干是由各类兴奋阈值不同的神经纤维组成，它的动作电位是许多单个神经纤维的动作电位组成的复合动作电位。阈刺激仅能激活阈值最低（即兴奋性最强）的一类神经纤维，使其产生动作电位。随着刺激强度的增加，其余兴奋性较低的神经纤维相继产生动作电位（阈值由低到高）。当达到或大于最大刺激时，神经干中所有神经纤维都兴奋，复合动作电位的幅度达到最大。所以说，阈刺激与最大刺激能够反映出坐骨神经干的兴奋性，其值越大，说明神经干越不容易兴奋，即兴奋性越低；反之，则说明神经干的兴奋性越高。

神经细胞在接受一次刺激产生兴奋以后，其兴奋性将会发生规律性的变化，依次经过绝对不应期、相对不应期、超常期和低常期，然后再回到正常的兴奋水平。绝对不应期的神经细胞，Na^+ 通道完全失活，兴奋性降低到零，此时神经细胞即使受到再大的

刺激都不会产生兴奋，故绝对不应期的时程决定了神经细胞兴奋的最高频率。绝对不应期越长，神经细胞产生兴奋的频率越低；绝对不应期越短，神经细胞产生兴奋的频率越高，可以较快地接受外界刺激信号和传导信息。

神经纤维兴奋的标志是产生一个可传导的动作电位，我们也可以通过神经冲动的传导速度来了解神经干的兴奋状态。当传导速度越大时，神经干的兴奋性越高；反之，神经干的兴奋性越低。

3.2　乙醇对蛙坐骨神经干兴奋性的影响

乙醇处理后，蛙坐骨神经干阈刺激以及最大刺激变大，绝对不应期与总不应期均增长，动作电位的传导速度变慢，这些都表明其兴奋性降低。证实乙醇的确对神经干具有麻痹神经而降低神经兴奋性的作用。

3.3　咖啡对蛙坐骨神经干兴奋性的影响

咖啡处理后，蛙坐骨神经干阈刺激以及最大刺激减小，绝对不应期与总不应期缩短，动作电位的传导速度变快，这些均表明其兴奋性升高。证实咖啡的确对神经干具有兴奋神经的作用。

3.4　乙醇与咖啡混合物对蛙坐骨神经干兴奋性的影响

当用乙醇和咖啡混合处理神经干后，与乙醇处理后的神经干相比，其阈刺激以及最大刺激减小，绝对不应期与总不应期缩短，动作电位的传导速度变快；而与对照组相比，其阈刺激以及最大刺激减小，动作电位的传导速度基本不变，绝对不应期与总不应期甚至更短；以上说明乙醇与咖啡混合处理后的神经干的兴奋性与乙醇处理后的相比有所提高，而其兴奋水平大致能恢复至对照组水平，有的甚至高于对照组，这说明咖啡确实能抵消乙醇对神经的麻痹作用，坊间"咖啡能解酒"的说法为真。

目前对于"咖啡能解酒"的内在作用机制尚无深入研究，我们猜测其原因如下：乙醇可能使相应的 Na^+-K^+ 泵的转运减慢或通过改变 Na^+ 通道性状从而降低部分离子通道活性，导致神经干兴奋性下降；而咖啡则能够通过加快 Na^+-K^+ 泵的转运以及活化部分离子通道从而缓解乙醇对神经的麻痹作用。通过咖啡中的咖啡因提高神经细胞的 Na^+-K^+ 泵活动水平，并且改变膜对 Na^+、K^+ 两种离子的相对通透性，从而提高神经细胞兴奋性。具体的作用机制还有待进一步研究。

参考文献

［1］　徐国民.酒精性肝病的病因学及其防治［J］.国外医学（流行病学传染病学分册），1995，03：124-127.

［2］　范建华.酒精与健康［J］.中国心理卫生杂志，1997，06：54-58.

［3］　Jack Neiman. Alcohol as a Risk Factor for Brain Damage: Neurologic Aspects［J］.

Alcoholism: Clin Exp Res. 1998, 22（7Suppl）：346-351.

［4］ 张建忠，周桂荣．饮茶对药物疗效的影响［J］．现代中西医结合杂志，2002，20：2078-2079.

［5］ 李小芳，杨志松，黄小富，董丽．乙醇与甲醇对中华大蟾蜍坐骨神经电位影响的比较研究［J］．西华师范大学学报（自然科学版），2009，30（4）：392-397.

附录

附录 1 玻璃微电极的制作

玻璃微电极的制备法有多种，这里只介绍最基本的。

1. 玻璃毛细管的选择与预处理

玻璃微电极是用已制备好的玻璃毛细管加热后拉制而成。毛细管以 GG—17 或 GG—95 的硬质玻璃管为佳。因为其软化点、化学稳定性和电阻率较高，而热膨胀系数较低。毛细管的外径一般为 $1\sim2$ mm，内径应近于总直径的 2/3。在我国，已有这种玻璃毛细管出售。买来的毛细管最好进行预处理，其方法如下：① 用清洁液（浓硝酸和浓硫酸各 250 mL 配制而成）浸泡毛细管 $1\sim2$ h；② 取出后用自来水冲洗 30 min；③ 放入盛有蒸馏水的烧杯中加热煮沸 10 min；④ 再用蒸馏水反复冲洗 3 次；⑤ 取出后放入烘箱中烘干备用。

2. 玻璃微电极的拉制

使用设计合理的微电极拉制器拉制微电极十分方便而易于掌握。目前，国内外的微电极拉制器类型繁多，结构不尽一致，但拉制原理基本相同。基本分两大类：垂直型和水平型。当玻璃毛细管在固定的位置被可调的电热丝加热软化后，靠毛细管下方的重力或拉力，将毛细管拉成两根微电极，同时电热丝的电流立即被切断。可见，微电极拉制主要依靠调节电热丝的电流以控制温度以及其下的重力或拉力。多数拉制器采用电磁铁产生的拉力，其优点在于拉力可以调节。在毛细管未完全软化前，拉力可以调节得较小或仅依靠一定的重力，将毛细管慢慢拉长，待毛细管溶化后，再突然加大拉力，这样可以在毛细管温度较高时再迅速下拉，因而可以拉出尖端外径小于 0.5 μm 的玻璃微电极。一只合格的微电极应包括茎部、肩部、锥部和端部四部分。

3. 微电极的充灌和保存

拉制的微电极要灌注 3 mol/L KCl 溶液。微电极的充灌方法较多，如加热减压法，直接充灌法等。如果所用玻璃毛细管内附数根玻璃微管，那么直接充灌法则极为简便，其方法是：取 5 mL 注射器一只，内充 3 mol/L KCl 溶液。将长而细的针头或尖端较细的塑料管由微电极茎部插入，直至肩部和锥部的交界处，用注射器将 KCl 溶液灌入微电极，溶液靠毛细管作用进入锥部和端部。注意微电极内不得有气泡。直接充灌法的成功率一方面取决于玻璃毛细管的预处理。如预处理良好，毛细管内洁净，则溶液易进入微电极锥部直达端部。另一方面也取决于 KCl 溶液纯净和清洁程度。一般要求 KCl 试剂为 A.R. 二级分析试剂，用双蒸馏水配制，配制好的 KCl 溶液需用分析滤纸过滤 2 次。

玻璃微电极的保存方法很多，比较简便易行的方法是用大培养皿保存，即取一培养皿，下放滤纸垫底，其上放置一块宽、高约为 1.5 cm、长度与培养皿直径相等的泡沫塑料，其上每隔 0.5 cm 切一小口。用自来水将滤纸和泡沫塑料完全浸湿，将充灌好的微电极置于泡沫塑料上的小切口内，加盖后放入冰箱中保存。用这种方法保存微电极的有效寿命大约是 1 周或 1 周以上。由于机械振动、表面张力、干燥、KCl 溶液出现杂质或沉淀物等原因，试图长期保存已充灌的微电极是难以做到的，因此，应尽可能地缩短充灌微电极和进行微电极实验之间的时间。

4. 微电极阻抗的测量

在细胞内记录的微电极实验中，微电极端部的直径是十分重要的参数。如端部直径过大，既不可能得到正确的静息电位数值，也不可能稳定地记录电位。因此，在实际应用中，必须了解微电极端部直径的大小。实验前，可在显微镜下用测微尺直接测量端部直径的数值。但更多的是采用测量阻抗法间接地了解直径的大小。在一般情况下，微电极的阻抗可以反映端部的粗细。因此，可以通过测量阻抗来判断微电极端部的内径。有些微电极放大器本身没有测量微电极阻抗的线路，可按照使用说明在实验前或实验中随时进行测量则较为方便。如不具此种微电极放大器，也可用电子管电压表（万用表）测量。一般说来，微电极端部直径在 0.5 μm 左右，其阻抗为 $10 \sim 50 \, M\Omega$，端部越细，阻抗值越大。记录犬、猪、兔、豚鼠、大白鼠等心室肌细胞电活动的微电极的阻抗达 $15 \sim 30 \, M\Omega$ 即可。

附录 2　常用生理溶液成分表

常用生理溶液成分表（g）

成　分	任氏液两栖类用	乐氏液哺乳类用	台氏液哺乳类用	生理盐水	
				两栖类	哺乳类
NaCl	6.5	9.0	8.0	$6.5 \sim 7.0$	9.0
KCl	0.14	0.42	0.2	—	—
$CaCl_2$	0.12	0.24	0.2	—	—
$NaHCO_3$	0.2	$0.1 \sim 0.3$	1.0		
NaH_2PO_4	0.01	—	0.05		
$MgCl_2$	—	—	0.1		
葡萄糖	2.0	$1.0 \sim 2.5$	1.0		
蒸馏水	均加至 1 000 mL				

低等动物生理溶液成分表（g/1 000 mL）

成　分	人工海水	人工海水 Van't Hoff	海水无脊椎动物（蟹）	淡水无脊椎动物（砂、砾蟹）	淡水无脊椎动物（淡水贝壳类）	淡水脊椎动物（淡水鱼）
NaCl	23.5	27.0	26.0	12.0	1.2	2.2
KCl	0.75	—	0.85	0.1	0.15	0.03
$CaCl_2$	1.17	1.0	1.5	1.63	0.125	0.016
$MgCl_2$	5.0	3.4	2.33	0.25	—	—
$MgCO_3$	—	12.1	—	—	—	—
H_3BO_3	—	—	0.55	—	—	—
KOH	—	—	0.02	—	—	—
$NaHCO_3$	—	5.0	—	0.2	—	0.03
Na_2SO_4	4.0	—	3.0	—	—	—

附录3　动物常见麻醉剂的剂量和用法

麻醉剂	动物种类	给药途径	药物浓度	剂量/mg/kg体重	维持时间/h	备　注
乙醚	各种动物	气管吸入		适量	较短	乙醚对呼吸道有刺激作用，可用阿托品皮下或肌肉注射预防
戊巴比妥钠	狗猫兔 狗猫兔 鼠类、 鸟类	静脉 腹腔 腹腔 肌肉	3%	30 35 40 50～100	2～4	麻醉较平稳； 麻醉过量时，可以用咖啡因、苯丙胺解救
氨基甲酸乙酯	狗猫兔 狗猫兔 鼠类、 鸟类 蛙类	静脉 腹腔 腹腔 肌肉 皮下淋巴囊	20%～25%	1 000 1 000 1 000 1 250 2 000	2～4	易溶于水； 对器官功能影响较小
氯醛糖	狗、兔 猫 鼠类	静脉 腹腔 腹腔	1%	60～80 60～80 80～100	3～4	溶解度较低，可加温助溶，但不可煮沸，对呼吸及血管运动中枢影响较小
硫喷妥钠	狗、猫 兔	静脉 静脉	2.5%～5%	15～25 10～20	0.5～15	溶液不稳定，需使用前配制；刺激性较大，不宜做皮下或肌肉注射，静脉注射对心血管及内脏损害较小，注射宜慢，以免麻醉过深
苯巴比妥钠	狗猫兔 狗猫兔 鸽	静脉 腹腔 肌肉	10%	80～100 100～150 300	24～72	麻醉诱导期较长，深度不易控制；不宜做血压实验；麻醉过量可用苯丙胺、四氯五甲烷解救

附录 4 常用血液抗凝剂的配制及方法

1. 肝素（heparin）

肝素的抗凝血作用很强，常用来作为全身抗凝剂，特别是在进行微循环方面的动物实验时，肝素的应用更有重要意义。

纯的肝素 10 mg 能抗凝 100 mL 血液（按 1 mg 等于 100 IU，10 IU 的肝素能抗凝 1 mL 血液计）。如果肝素的纯度不高或过期，所用的剂量应增大 2～3 倍。用于试管内抗凝时，一般可配成 1% 肝素生理盐水溶液。取 0.1 mL 加入试管内，加热 80℃烘干，每管能使 5～10 mL 血液不凝固。

作为全身抗凝时，一般剂量为：大鼠 2.5～3 mg·（200～300 g⁻¹）体重，兔或猫 10 mg·kg⁻¹，狗 5～10 mg·kg⁻¹。如果肝素的纯度不高或过期，所用剂量应该增大 2～3 倍。

2. 草酸盐合剂

配方：草酸铵　　　　　　1.2 g

草酸钾　　　　　　0.8 g

福尔马林　　　　　1.0 mL

蒸馏水加至　　　　100 mL

配成 2% 溶液，每 1 mL 血加草酸盐 2 mg（相当于草酸铵 1.2 mg、草酸钾 0.8 mg）。用前根据取血量将计算好的量加入玻璃容器内烤干备用。如取 0.5 mL 于试管中，烘干后每管可使 5 mL 血不凝固。此抗凝剂适于作红细胞比容测定。能使血凝过程中所必需的 Ca^{2+} 沉淀达到抗凝的目的。

3. 枸橼酸钠

常配成 3%～8% 水溶液，也可直接用粉剂。

枸橼酸钠可使钙失去活性，故能防止血凝。但其抗凝作用较差，其碱性较强，不适于作化学检验之用。一般 1 : 9（即 1 份溶液、9 份血）的溶液用于红细胞沉降和动物急性血压实验（用于连接血压计时的抗凝）。不同动物，其浓度也不同：狗为 5%～6%，猫 2% ＋硫酸钠 25%，兔为 5%。

4. 草酸钾

每 1 mL 血需加 1～2 mg 草酸。如配制 10% 水溶液，每管加 0.1 mL，则可使 5～10 mL 血液不凝固。

附录5　实验动物的生理指标

常用实验动物的一般生理常数参考值

动物	体温（直肠温度）/℃	呼吸频率/（次·min⁻¹）	潮气量/mL	心率/（次·min⁻¹）	血压（平均动脉压）/kPa	总血量/（占体重百分比）
家兔	38.5～39.5	10～15	19.0～24.5	123～304	13.3～17.3	5.6
狗	37.0～39.0	10～30	250～430	100～130	16.1～18.6	7.8
猫	38.0～39.5	10～25	20～42	110～140	16.0～20.0	7.2
豚鼠	37.8～39.5	66～114	1.0～4.0	260～400	10.0～16.1	5.8
大白鼠	38.5～39.5	100～150	1.5	261～600	13.3～16.1	6.0
小白鼠	37.0～39.0	136～230	0.1～0.23	328～780	12.6～16.6	7.8
鸡	40.6～43.0	22～25		178～458	16.0～20.0	
蟾蜍		不定		36～70		5.0
青蛙		不定		36～70		5.0
鲤鱼				10～30		

参考资料

[1] 解景田，刘燕强，崔庚寅.生理学实验［M］.北京：高等教育出版社，2009.

[2] 陆源，夏强.生理科学实验教程［M］.杭州：浙江大学出版社，2012.

[3] 王秋娟.生理学实验与指导［M］.北京：中国医药科技出版社，1993.

[4] 徐叔云，卞如濂，陈修.药理实验方法学.第2版［M］.北京：人民卫生出版社，1994.

[5] 李仁德.人体及动物生理学实验指导［M］.兰州：兰州大学生物系内部教材，1981.

[6] 杨秀平，肖向红.动物生理学实验.第2版［M］.北京：高等教育出版社，2009.

[7] 孙久荣，黄玉芝.生理学实验［M］.北京：北京大学出版社，2005.

[8] 解景田，赵静.生理学实验.第2版［M］.北京：高等教育出版社，2002.

[9] 霍洪亮.人体及动物生理学实验指导［M］.北京：高等教育出版社，2013.

[10] 陆源，林国华，杨午鸣.机能学实验教程［M］.北京：科学出版社，2005.

[11] 张丽，黄颖娟.阿尔茨海默病动物模型的研究进展［J］.医学综述，2016，22（24）：4792-4797.

[12] 楚晋，李林.脑室灌注β-淀粉样肽致痴呆动物模型［J］.中国药理学通报，2004，20（7）：827-829.